Marc Bertrand DANDJI SAAH
François ZAMBOU NGOUFACK
Fabrice Caryne NANA NSEE

Nagła śmierć

Marc Bertrand DANDJI SAAH
François ZAMBOU NGOUFACK
Fabrice Caryne NANA NSEE

Nagła śmierć

Choroby kardiometaboliczne: dieta i ćwiczenia fizyczne

Wydawnictwo Bezkresy Wiedzy

Imprint
Any brand names and product names mentioned in this book are subject to trademark, brand or patent protection and are trademarks or registered trademarks of their respective holders. The use of brand names, product names, common names, trade names, product descriptions etc. even without a particular marking in this work is in no way to be construed to mean that such names may be regarded as unrestricted in respect of trademark and brand protection legislation and could thus be used by anyone.

Cover image: www.ingimage.com

Publisher:
Wydawnictwo Bezkresy Wiedzy
is a trademark of
International Book Market Service Ltd., member of OmniScriptum Publishing Group
17 Meldrum Street, Beau Bassin 71504, Mauritius

Printed at: see last page
ISBN: 978-620-2-44734-8

Nagła śmierć

TION DEDYKI

Do mojego zmarłego taty SAAHa NDANJI Dieudonne, którego pamięć zawsze napełnia mnie jasnym uśmiechem. Wszystkie wasze zachęty, wasze wsparcie i wasze rady pozostały wątkiem mojej motywacji. Ta zakończona teza pozostanie na zawsze twoją pracą, aby służyć i oświecać twoich potomków. Nasze modlitwy wznoszą się codziennie do nieba jak dym kadzidełka na spokojny i wieczny odpoczynek waszej duszy.

POTWIERDZENIE

Składam nieskończone podziękowania Bogu i jestem zadowolony z wyniku tej pracy. Pragnę bardzo serdecznie podziękować wszystkim tym, którzy wspierali mnie i wspomagali na tej długiej drodze, która doprowadziła mnie do napisania tych kilku słów.

Rzeczywiście, rozpocząłem studia na Uniwersytecie w 1992 roku, kiedy to myślałem, że zostanę lekarzem medycyny, aż do momentu uzyskania tytułu mistrza biochemii, przeszedłem do zawodu nauczyciela wychowania fizycznego i sportowego. Na tym polu nie mogłem zignorować wpływu, jaki wywarli na mnie moi nauczyciele biochemii na Uniwersytecie w Yaounde 1, a niektóre z nich znalazłem w 2001 r. na młodym Uniwersytecie w Dschang, mojej obowiązkowej instytucji. Więc, zapisałem się na studia magisterskie, a następnie na magisterium, aby kontynuować biochemię. Rzeczywiście, słuchanie słów na kursach moich nauczycieli, którzy wydają się pasjonatami, dało mi skrzydła i postanowiono: moja walka będzie otyłość i choroby kardiometaboliczne poprzez biochemię aktywności fizycznej i sportowej. Po czterech latach, kiedy to profesorowie Mbiapo Felicite i Zambou François sprawowali nade mną nadzór, szkolili mnie, abym zachował swoją naiwność jako przyszły badacz, mieli ogromną dobroć, aby dać mi to wspaniałe szczęście, które zmieniło moje życie: obrona tytułu magistra w 2009 roku w dziedzinie biochemii dotyczyła aktywności fizycznej. Początek tej wielkiej historii miał być dość emocjonalnym wyzwaniem. Jeśli badania, do których aspirowałem, są proste i uczciwe, to dlatego, że tak mnie uczyli. Za to wszystko dziękuję z całego serca, dziękuję za zmianę biegu mojego życia, jestem dziś dzięki wam osobą silniejszą, spełnioną, trochę mniej naiwną, a zwłaszcza istotą, której wiedzieliście jak przekazać swoją pasję do tych badań. Profesorze Félicité MBIAPO TCHOUANGUEP, pańskie mądre uwagi i cenne rady były bardzo interesujące dla sfinalizowania tej pracy, która w rzeczywistości rozpoczęła się na Uniwersytecie w Jaunde I od pańskich nauk o biochemii metabolicznej po Uniwersytet Dschang z naukami o biologii molekularnej i żywieniu człowieka. Profesorze François ZAMBOU, te kilka linijek nie oddaje wielkości naszej historii, ale podkreśla całą moją wdzięczność i przywiązanie do jakości nadzoru naukowego, z którego korzystałem w trakcie tych badań, poprowadził mnie pan na drodze epidemiologii i dziękuję panu za wszystko. Biorę tylko kilka linijek, aby zaznaczyć to połączenie, które jest tak drogie mojemu sercu, ale wiesz, jak szczere są te słowa. Dziękuję za uczucie, przyjaźń i cierpliwość.

Członkom jury wyrażam głęboką wdzięczność za dyspozycyjność i zaszczyt, jakim mnie Państwo obdarzyli, przyjmując, pomimo wielu Państwa zawodów, do zbadania i docenienia tej tezy w celu jej udoskonalenia.

Chciałbym również podziękować w szczególności profesorowi Julesowi Rogerowi KUIATE, kierownikowi Katedry Biochemii, który zachęcił mnie do zakończenia tej pracy. Za jego pośrednictwem nauczyciele Katedry Biochemii służą szkoleniem i wsparciem podczas wszystkich tych lat studiów.

Serdeczne podziękowania kieruję do profesora Rogera TSAFACK NANFOSSO, prorektora Uniwersytetu Dschang, za jego sprawiedliwe i dalekowzroczne słowa, które zmotywowały mnie do dokończenia tego wielkiego dzieła.

W ciągu tych lat tutaj, dwie osoby dotknęły mojego serca i stały się moją rodziną. Ci ludzie pozwolili mi zmusić Dselves do zmiany domu. Dlatego z całego serca chciałbym podziękować z jednej strony profesorowi Martinowi Tchambie za naszą przyjaźń, jego życzliwą uwagę, jego konstruktywne sugestie i kierunek, jaki nadał mojemu projektowi pracy dyplomowej po przeczytaniu i ponownym przeczytaniu mnie. Przyjaźniłeś się ze mną, aby dopuścić mnie do swoich kursów metodologii badawczej, co pomogło mi oświecić i dać mi naukowe i istotne argumenty, aby napisać tę tezę. Z drugiej strony, profesor Jean Benoît Tsofack mój brat, za jego nieustanną zachętę do ukończenia tej pracy, nie zapominając o jej korekcie, która nadała sens każdemu zdaniu. Wy dwaj, moi przyjaciele, czy lepiej moi tak drogocenni bracia z waszymi czułymi żonami i dziećmi, którzy stali się moją rodziną, tak bardzo mi pomogliście i wsparliście na tej drodze, Dziękuję wam za wszystko!

Wyrażam wdzięczność profesorowi Bruno TELEFO, profesorowi Pierre'owi WATCHO i profesorowi Télesphore NGUELEFACK'owi, którzy czytali i czytali mnie ponownie z przyjaźnią, ich zachęta i sugestie wniosły więcej znaczenia do mojej teatyki.

Dziękuję doktorowi Josephowi BILIMowi za pomoc w szkoleniu śledczych, a także za poradnictwo pielęgniarkom i gromadzenie danych.

Członkowie tego pięknego zespołu zbierającego dane, z którym tworzyliśmy świat ponad 250 razy i dzieliliśmy się tak wieloma chwilami emocji. Ich wkład w realizację tej pracy, szczególnie w zakresie odbioru uczestników, ich ludzkich cech, rygoru, sugestii i dostępności, uspokoił mnie. Donald DANGANG mój kolega z klasy, który poważnie towarzyszył mi na wszystkich etapach aż do bardzo późnej nocy, aby przygotować surowice, testy i dawki w laboratorium. Dr

Landry LIENOU, którego wkład podczas dawkowania sprawił, że stałem się bardziej czujny. Georges BONSOU, doktorant, za swoje zimne i trafne sugestie, Dieunedort DITCHOU i Marvin LOWE, pielęgniarki Julienne ZOYEM i ATINE Maïmouna, które cierpliwie opiekowały się naszymi uczestnikami. Bardzo podobała mi się praca z panem, zwłaszcza w kontekście badań, pobierania próbek krwi przez wiejskie i miejskie obszary zdrowotne. Wyrażam wdzięczność doktorantce Solange DABOU za jej gotowość do oświecenia nas w zakresie oprogramowania statystycznego.

Chciałbym wyrazić moją wdzięczność wszystkim członkom personelu medycznego Dschang Health District, którzy hojnie otworzyli drzwi do różnych obszarów ochrony zdrowia i wszystkim szefom obszarów ochrony zdrowia za współpracę i wsparcie, nie wspominając o przewodniczących komisji ds. zdrowia, którzy zdecydowanie wspierali mnie w uczuleniu i mobilizacji ludności.

Oczywiście, cały ten projekt badawczy nie mógłby być zrealizowany bez wkładu naszych uczestników, którym składam podziękowania i głęboką wdzięczność za ich natychmiastową i bezwarunkową adhezję.

Oczywiście, szczególne podziękowania dla mojej drogiej matki, która nosiła mnie w ramionach przez całe swoje życie, jej błogosławieństwa, jej zaufanie, jej zachęty i jej cierpliwość. Bez ciebie nigdy bym nie zdał sobie z tego sprawy, nawet na 350 km, że mnie wspierasz. Wszystkie te lata, podczas których wierzyliście we mnie i dawaliście mi wszystko, aby umożliwić mi łatwe studiowanie, są bezcenne, a jeśli jestem tu dzisiaj, to dzięki wam, zawsze obecni za to, że pomagaliście mi wstać, czy to po upadku z powodu małego chłopca, który wszędzie biegał za szybko, czy też po ciężkich czasach, które życie nam przyniosło. Dziękuję za tę wspaniałą mamę, którą jesteś od początku mojego życia.

W końcu moje życie zmieniło się w Dschang, ponieważ spotkałem wyjątkową osobę: Caryne moja miłość, dziękuję ci za cierpliwość, wsparcie, sympatię, pewność siebie, odczyty i ponowne odczyty, poprawki, propozycje, nie zapominając o twoim wkładzie w laboratorium podczas testów. Założyliśmy wspaniałą rodzinę z naszymi książętami i księżniczkami, dziękuję Bogu za to wszystko. Wiedziałeś, jak mnie słuchać, wybaczać, wspierać, a jednak wiem, że te ostatnie miesiące były długie i pozbawiły nas cennego czasu. Dziękuję za wyrozumiałość i bycie w kuchni, abym mogła jeść w domu do późna w nocy! Jesteście dla mnie obecni w każdej chwili i te kilka słów, choć w dużej mierze niewystarczających, aby wyrazić wam wszystkie moje uczucia, są tam tylko po to, aby świadczyć wam i waszej rodzinie, jak bardzo to wszystko jest dla mnie cenne! Dziękujemy za nasze dary z nieba, owoce naszej miłości, naszym dzieciom DANDJI (Steff-Daryl, Yann-Brunnel, Claude-Larrah i Ange-Raphaella) za ich cierpliwość, miłość, czułość i uśmiech, który zawsze dawały mi w trudnych czasach.

Jestem wdzięczna moim braciom (Patrice-Roland i Marcel-Blaise), moim siostrom (Rufine-Solange, Edwige-Pulcherie i Carine-Armande), mojej babci matce i moim teściom, do których kieruję podziękowania za ich troskę, ich stały nadzór we wszystkich testach, ich zachętę, a zwłaszcza ich życzliwe wsparcie i wieloaspektowy wkład na rzecz zakończenia tej pracy.

Nie omieszkam wyrazić dumy, która zainspirowała mnie do pracy w Centrum Wspierania Technologii, Innowacji i Inkubacji na Uniwersytecie Dschang, idealnym miejscu do refleksji nad napisaniem tej pracy i dobrej współpracy członków zespołu, którymi są dr Alexandre DJIMELI, Romary NGNIPA, Gabin DJEUDJI i Viviane KAMGA.

Wszystkim tym, którzy przyczynili się do mojego sukcesu i realizacji tej pracy, wyrażam wdzięczność i szczere podziękowania.

« Kiedy świat był prostszym miejscem, bogaci byli grubi, biedni byli chudi, a prawomyślni ludzie martwili się o to, jak nakarmić głodnych. Teraz, w dużej części świata, bogaci są szczupli, biedni są grubi, a prawomyślni ludzie martwią się otyłością."

The Economist, 13 grudnia 2003 r.

STRESZCZENIE

ABSTRACT

Patologia kardiometaboliczna jest złożonym, wieloczynnikowym zaburzeniem, które stale narasta zarówno w krajach rozwiniętych, jak i rozwijających się. Celem pracy było określenie częstości występowania czynników ryzyka kardiometabolicznego u dorosłych mężczyzn w Dschang Health District. Po uzyskaniu atestu etycznego zarządzono uproszczoną ankietę dla 254 dobrowolnie wybranych uczestników z 10 wiejskich i miejskich obszarów zdrowotnych Dschang Health District. Uczestnicy ci, korzystający z pozornie dobrego stanu zdrowia i wyrażający dobrowolną zgodę, zostali wybrani losowo i podzieleni na trzy grupy wiekowe: 30-40, 41-50 i 51-60 lat. Dane dotyczące uwarunkowań społeczno-demograficznych i stylu życia (dieta, aktywność fizyczna, alkoholizm i palenie tytoniu) zostały zebrane przez wspomnianą ankietę podczas całego badania. W trakcie badania oceniono indywidualny stan odżywienia za pomocą antropometrii, pobrano 5 ml krwi w łokciu do pomiaru biomarkerów (cholesterolu całkowitego, HDLc, LDLc, triglicerydów, ALT, AST, kwasu moczowego i kreatyniny) w celu oceny stanu zdrowia układu krążenia. Zebrane dane zostały przekazane do EPI-InfoTM w wersji 7.1.5.0. Oprogramowanie. W Dschang Health District zauważyliśmy, że 14,17% badanej populacji miało BMI wyższe niż 25, co jest synonimem otyłości, 39,76% i 28,74% pacjentów z odpowiednio lepszym skurczowym i rozkurczowym ciśnieniem tętniczym niż normalne. Hiperglikemia, synonim cukrzycy typu 2, wskazuje na występowanie 17,72%, a 74,02% przypadków hipertriglicerydemii. W przedziale wiekowym 51-60 lat spożyto zbyt dużo soli, a mianowicie odpowiednio 63,64% i 50% osób na obszarach wiejskich i miejskich. Podobnie, spożywają oni ponad 5 razy w tygodniu nierafinowany olej palmowy, a więc odpowiednio 64,86% i 66,67% na obszarach wiejskich i miejskich. Populacja nieaktywna wykazała 38,24% osób z nadwagą i 14,7% pacjentów otyłych. Częstość występowania zespołu metabolicznego wynosiła 38,98% w Dschang Health District, a na obszarach wiejskich i miejskich odpowiednio 31,97% i 48,6%. Ta częstość występowania zespołu metabolicznego wykazywała ścisły związek ze stylem życia. Badanie to przeprowadzone na populacjach żyjących w dwóch różnych środowiskach wykazało, że populacje te przyjmują złe nawyki życiowe, które są przyczyną wielu patologii kardiometabolicznych, związanych z jednej strony z niskim spożyciem owoców i warzyw, a z drugiej strony z wysokim spożyciem soli, nierafinowanego oleju palmowego i alkoholu.

Słowa kluczowe: Ryzyko kardimetaboliczne, chorobowość, obszary zdrowotne, styl życia, zespół metaboliczny.

WYKAZ AKRONIMÓW I SKRÓTÓW

ALT	:	Alanina Aminotransferaza
AI	:	Wskaźnik miażdżycy
AST	:	Aminotransferaza asparagatowa
BMI	:	Wskaźnik masy ciała
BP	:	Ciśnienie krwi
KAMBIN	:	Kamerunska Inicjatywa Bioetyczna
CHF	:	Fundacja Kamerunskiego Serca (Cameroon Heart Foundation)
CMD	:	Choroby kardiometaboliczne
CMR	:	Ryzyko kardiometaboliczne
CVR	:	Ryzyko sercowo-naczyniowe
DBP	:	Ciśnienie rozkurczowe krwi
DHD	:	Dschang Health District
FF	:	Friedewald Formula
FRS	:	Framingham Score
GATS	:	Globalne badanie dotyczące tytoniu dla dorosłych
GPAQ	:	Kwestionariusz Globalnej Aktywności Fizycznej
HDL-c	:	Cholesterol lipoprotein o wysokiej gęstości
HIV	:	Ludzki wirus niedoboru odporności (Human Immunodeficiency Virus)
HT	:	Hypertension
HTG	:	Hipertrójglicerydemia
IDF	:	Międzynarodowa Federacja Diabetologiczna
IPA	:	Intensywna aktywność fizyczna
IPAQ	:	Międzynarodowy Kwestionariusz Aktywności Fizycznej
LDL-c	:	Cholesterol lipoprotein o niskiej gęstości
LPA	:	Niska aktywność fizyczna
Średnia ± SD	:	Odchylenie średnie plus lub minus Rodzaj odchylenia
MetS	:	Syndrom Metaboliczny
WRF	:	Zmodyfikowana formuła Friedewalda
MPA	:	Umiarkowana aktywność fizyczna
NCD	:	Choroby niezakaźne
NCEP/ATP III	:	Ogólnopolski Program Edukacji Cholesterolowej Panel Leczenia Dorosłych III
NHLBI	:	Narodowy Instytut Płuc Sercowych i Krwi
PA	:	Aktywność fizyczna
RA	:	Obszar wiejski
SBP	:	Skurczowe ciśnienie krwi
TC	:	Cholesterol całkowity
TG	:	Triglicerydy
T2D	:	Cukrzyca typu 2
UA	:	Obszar miejski
ONZ	:	Naród Zjednoczony
UNDP	:	Program Narodów Zjednoczonych ds. Rozwoju
VLDL-c	:	Cholesterol lipoproteinowy o bardzo niskiej gęstości
WC	:	Obwód w talii
WHO	:	Światowa Organizacja Zdrowia

WYKAZ TABELIS

WYKAZ CYFR

WPROWADZENIE

Szybka urbanizacja w krajach rozwijających się powoduje zmiany w stylu życia ludności związane z odpływem ludności z obszarów wiejskich. Miejski styl życia w porównaniu ze stylem wiejskim jest bardzo ściśle związany z wysoką częstością występowania niektórych chorób przewlekłych i niezakaźnych (NCD), takich jak nadciśnienie tętnicze, nietolerancja glukozy, otyłość i dyslipidemia (Unwin *i in.* 2006). Choroby kardiometaboliczne (choroby sercowo-naczyniowe i cukrzyca typu 2), które są częścią niezdrowego stylu życia, są obecnie uważane za jeden z najważniejszych problemów zdrowia publicznego w dzisiejszych czasach, przy 17,5 mln zgonów rocznie na całym świecie, są one główną przyczyną przedwczesnej umieralności i największą pozycją w wydatkach na zdrowie na świecie na początku XXI wieku (Hauhouot *i in.* 2008; El Rhazi, 2010). Wzrost światowej częstości występowania chorób kardiometabolicznych (CMD) dotyka zarówno kraje rozwinięte, jak i rozwijające się, nawet te najuboższe, w których nadal występują niedobory zakaźne, pasożytnicze, a nawet żywieniowe, i w których wpływ na rozwój ludzki i gospodarczy jest znaczny (Aboussaleh *i in.*, 2009). W rozwijających się krajach afrykańskich ta niepokojąca sytuacja może z drugiej strony przynieść rozwiązania pozwalające na wyeliminowanie tej plagi (Sossa, 2012). Wysokie koszty gospodarcze i społeczne chorób kardiometabolicznych w tych krajach (Abegunde *i in.*, 2007) stanowią przełom w ich rozwoju (Kirigia *i in.*, 2009), ponieważ w krajach rozwijających się postępują one szybciej niż w krajach rozwiniętych (Fernald *i in.*, 2004).
Kamerun jest krajem o niskich dochodach, który znalazł się na 153. miejscu z 186 r. w rankingu Human Development Index (UNDP, 2015). To właśnie w wieku 30 lat młodzi ludzie mają zatrudnienie w Kamerunie i przechodzą na emeryturę w wieku około 60 lat. Program Narodów Zjednoczonych ds. Rozwoju (UNDP) wskazuje ponadto, że rozpoczęcie aktywnego życia jest równoznaczne z regularnym dostępem do środków finansowych, szczególnie w Kamerunie, i bardzo często prowadzi do szybkiego przyjęcia szkodliwego stylu życia związanego ze zmianami w diecie i profilach aktywności fizycznej. Charakteryzuje się dostępnością do nadmiaru niezdrowej żywności, w połączeniu z ograniczeniem aktywności fizycznej związanej niekiedy ze wzrostem stresu. To nowe środowisko społeczne narzuca zmianę sposobu odżywiania się, modyfikację sposobów jedzenia i poruszania się z konsekwencjami dla zagrożeń kardiometabolicznych (Mabchour *i in.*, 2016). Ryzyko kardiometaboliczne (CMR) jest szczególnym stanem chorobowym charakteryzującym się konstelacją zaburzeń morfologicznych, fizjologicznych i biochemicznych, które zmieniają się w czasie, predysponując chorego do powikłań (Yessoufou *i in.*, 2015). Wzrost częstości występowania CMD w krajach rozwijających się wynika w szczególności z bezprecedensowego wzrostu częstości występowania czynników

ryzyka kardiometabolicznego, z konstelacją zaburzeń takich jak otyłość, wysokie ciśnienie krwi (nadciśnienie), hiperglikemia, dyslipidemie, zapalenie stawów i patologie układu żółciowo-żołądkowego. W skrócie, pojawienie się chorób niezakaźnych, które same w sobie charakteryzują się szybkim przejściem żywieniowym (Vallin, 2000; Sossa, 2012; Mabchour *i in.*, 2016). Zaobserwowano tendencję do grupowania kilku z tych zaburzeń metabolicznych u tego samego osobnika, co doprowadziło do powstania koncepcji zespołu metabolicznego (Baillot, 2010).

Kamerun dotkliwie odczuwa choroby kardiometaboliczne przedstawiane jako "cichy zabójca" dotykające ponad 4 mln dorosłych (FCC 2013), co prowadzi do wzrostu liczby udarów (24% zgonów/rok), zawałów serca (18% zgonów/rok), cukrzycy (10% zgonów/rok) i nadciśnienia tętniczego (35%) w populacji (Lemogoum, 2013). Te statystyki związane z ryzykiem kardiometabolicznym stają się coraz bardziej okropne i wymagają szczególnej uwagi, aby kontrolować sytuację. Kamerun nie posiada nowoczesnej infrastruktury zdrowotnej, która mogłaby zapewnić szybkie i skuteczne zarządzanie zachorowalnością związaną z chorobami kardiometabolicznymi. Zapobieganie wydaje się zatem kluczowe dla kontroli i opanowania tych plag. Pomimo naukowego zainteresowania wzbudzonego przez zagrożenia kardiometaboliczne, ponieważ predysponują one do chorób kardiometabolicznych, w Kamerunie poświęcono im niewiele badań.

Wychodząc od ogólnej hipotezy, że dobra kontrola danych epidemiologicznych i biochemicznych populacji pozwoliłaby na lepsze zarządzanie chorobami kardiometabolicznymi w Kamerunie, uważamy, że właśnie to:

- Przyjęcie złych nawyków zwiększa ryzyko wystąpienia chorób kardiometabolicznych;
- Siedzący tryb życia zwiększa ryzyko wystąpienia chorób kardiometabolicznych;
- Dorośli mężczyźni w Dschang Health District mogą rozwijać zespół metaboliczny.

Naszym ogólnym celem jest opracowanie danych epidemiologicznych i biochemicznych, które mogą przyczynić się do skutecznego zapobiegania chorobom kardiometabolicznym w Dschang Health District.

Dokładniej, to jest :

- Określenie wpływu diety i alkoholu na czynniki ryzyka kardiometabolicznego w Dschang Health District.
- Określenie wpływu aktywności fizycznej i tytoniu na czynniki ryzyka kardiometabolicznego w Dschang Health District.
- Ustalenie częstości występowania zespołu metabolicznego w Dschang Health District.

ROZDZIAŁ 1 :

PRZEGLĄD LITERATURY

1.1. Dieta jako czynnik ryzyka kardiometabolicznego

1.1.1. Zalecenia dotyczące żywności

Zdrowie serca jest uwarunkowane naszymi zachowaniami i stylem życia. Złe odżywianie jest jednym z głównych czynników ryzyka kardiometabolicznego, który łączy w sobie ryzyko wystąpienia chorób układu krążenia (CVD) i cukrzycy typu 2 (T2D) (WHO, 2013). Poprawa nawyków żywieniowych nie zależy tylko od jednostki, ale jest również problemem społecznym, który wymaga wielodyscyplinarnego, wielosektorowego i kulturowego podejścia. Znaczenie czynników odżywczych nie jest już jednak wykazane w profilaktyce chorób kardiometabolicznych, a każde postępowanie terapeutyczne musi najpierw uwzględniać ten aspekt.

Uznaje się, że owoce i warzywa mają działanie ochronne, jeśli chodzi o CVD i cerebrovascular. Efekt ten można przypisać różnym substancjom zawartym w owocach i warzywach, które chronią naczynia krwionośne, jak również serce i tkankę mózgową. Spożycie owoców i warzyw ma również ochronny wpływ na nadciśnienie tętnicze, które samo w sobie jest głównym czynnikiem ryzyka i poważną miażdżycą i jej powikłaniami, szczególnie na poziomie naczyniowym i mózgowym (WHO, 2006; PNNS, 2002). Jak każdy składnik odżywczy, sód jest niezbędny do prawidłowego funkcjonowania naszego organizmu. Pozwala na utrzymanie ciśnienia osmotycznego, regulację bilansu wodnego, uczestniczy w szlakach transportu glukozy i aminokwasów, uczestniczy w przekazywaniu impulsów nerwowych i mięśniowych. Jednak według Światowej Organizacji Zdrowia (WHO, 2013) ograniczenie spożycia sodu i słonej żywności pozostaje stałą walką.

Cohen i Alderman (2007) oraz Strazzullo *i in.* (2009) w swoich badaniach stwierdzili, że wysokie spożycie soli było związane ze zwiększonym spożyciem CMR, które są czynnikami ryzyka sercowo-naczyniowego i T2D. To nadmierne spożycie soli może prowadzić do wzrostu ciśnienia krwi (BP) u niektórych osób we wszystkich grupach wiekowych. A jeśli w dzieciństwie ciśnienie krwi jest wysokie, to prawdopodobnie utrzyma się ono w wieku dorosłym, zwiększając ryzyko wystąpienia nadciśnienia i CVD w późniejszym wieku (WHO, 2011). Konieczne jest zatem ograniczenie spożycia soli poprzez zmniejszenie jej spożycia do poziomu zalecanego przez WHO. Większość osób spożywa zbyt dużo soli (średnio od 9 do 12 gramów dziennie), czyli dwa razy więcej niż zalecane maksymalne spożycie. Państwa członkowskie WHO podjęły decyzję o zmniejszeniu spożycia soli przez ludność świata o 30 % do 2025 r. Tak więc, spożycie soli w ilości mniejszej niż 5 gramów dziennie u dorosłych pomaga obniżyć ciśnienie krwi i ryzyko wystąpienia CVD, udaru mózgu i zawału serca.

Główną korzyścią ze zmniejszenia spożycia soli jest odpowiedni spadek wysokiego ciśnienia krwi. Szacuje się, że co roku można by zapobiec 2,5 mln zgonom, gdyby globalne spożycie soli zostało ograniczone do zalecanego poziomu (WHO, 2013). W tym badaniu uczestnicy swobodnie lokalizowali swoje spożycie w skali lekko słonej, słonej i bardzo słonej. Pytaliśmy ich również o spożycie słonej żywności, ponieważ to spożycie soli jest często niedoceniane (Sossa, 2012).

Wydaje się, że ilościowy i jakościowy skład diety w lipidach ma coraz większe znaczenie w zapobieganiu patologiom układu krążenia. Konieczne jest ograniczenie spożycia żywności wzbogaconej w tłuszcze. Spożycie kwasów tłuszczowych w diecie może wpływać na ryzyko sercowo-naczyniowe poprzez oddziaływanie na kilka markerów ryzyka, ale także na inne parametry związane z rozwojem miażdżycy: cholesterolemię, trójgliceryd, zapalenie, tętno, ciśnienie tętnicze krwi. Ważne jest, aby doradzać zastępowanie tłuszczów nasyconych i "trans" tłuszczami nienasyconymi w celu zmniejszenia całkowitego spożycia tłuszczu (WHO, 2005).

Ograniczenie spożycia "prostych" cukrów pozostaje wyzwaniem. Podobnie należy preferować ryby, chude mięso i niskotłuszczowe przetwory mleczne, jeżeli spożywane są produkty zwierzęce. Spożycie włókien jest również poniżej zaleceń, połowa z 25 do 30 gramów potrzebnych dziennie jest nadal niewystarczająca, ze względu na niskie spożycie owoców i warzyw: Jest to prawdziwa kwestia zdrowia publicznego (WHO, 2017).

Jedzenie, które spożywamy na ulicy to żywność i napoje, które są gotowe do spożycia, przygotowane i sprzedawane przez sprzedawców ulicznych lub pracowników "back-and-forth" (Sossa, 2012). Pokarmy te są spożywane przez wszystkie klasy społeczne, jak wykazali Steyn i Labadarios (2011) w RPA, co może mieć bezpośredni wpływ na CMR poprzez jakość (bardzo słoną, niehigieniczną ...) podawanych tam posiłków. Uważają oni również, że ten sektor żywności powinien być celem edukacji żywieniowej, nawet jeśli żywność dostarcza nam niezbędnych składników odżywczych dla funkcjonowania organizmu.

1.1.2. Zaburzenia metabolizmu lipidów

1.1.2.1. Definicja metabolizmu lipidów

Metabolizm jest zbiorem reakcji chemicznych, które zachodzą w żywej istocie, aby umożliwić jej utrzymanie się przy życiu, rozmnażanie się, rozwój i reagowanie na bodźce jej otoczenia. Niektóre z tych reakcji chemicznych zachodzą poza komórkami organizmu, jak na przykład trawienie lub transport substancji między komórkami. Jednak większość tych reakcji zachodzi w samych komórkach i stanowi pośredni metabolizm (Brown *i in.*, 2004). Lipidy to najbardziej zróżnicowana grupa związków biochemicznych występujących w komórkach centralnego układu nerwowego, korze nadnerczy i tkance tłuszczowej. Wyróżnia się pojedyncze lipidy (kwasy tłuszczowe, glicerydy i sterydy) oraz lipidy złożone (głowonogi, sfinksomieliny, lecytyny i móżdżki) (Fahy *i in.*, 2005). Ich główną funkcją strukturalną jest tworzenie membran komórkowych, są one również wykorzystywane jako źródła energii. Są one zazwyczaj definiowane jako hydrofobowe i amfifilowe cząsteczki biologiczne (Hegardt, 1999). Triglicerydy, sterole i fosfolipidy błonowe roślin i zwierząt stanowią główne lipidy diety ludzkiej i innych zwierząt. Metabolizm lipidowy to zbiór procesów, w wyniku których każda tkanka ulega syntezie i degradacji swoich strukturalnych i funkcjonalnych lipidów. Triglicerydy przechowywane w tkance tłuszczowej są główną formą magazynowania energii u zwierząt i roślin. Adipocyty są komórkami odpowiedzialnymi za syntezę i degradację triglicerydów u zwierząt; w tych komórkach degradacja triglicerydów jest zasadniczo kontrolowana przez wrażliwą na hormony lipazę (Brasaemle, 2007). Całkowite utlenianie kwasów tłuszczowych, głównie poprzez β-utlenianie, dostarcza więcej energii w postaci ATP (37 kJ. g-1) niż odpowiednio węglowodanów i białek (17 kJ. g-1) (Minto i Blacklock, 2008).

1.1.2.2. Dyslipidemia

Dyslipidemia jest nieprawidłowością w częstości występowania tłuszczów we krwi. Jest to więc nieprawidłowość poziomu lipidów we krwi. Lipidy stanowią zbiór różnorodnych cząsteczek, takich jak wolne kwasy tłuszczowe, cholesterol, trójglicerydy i fosfolipidy (Reiner *i in.*, 2011). Analiza statystyczna CMR chorób niezakaźnych w kilku krajach wskazuje, że ogólna częstość występowania hipercholesterolemii (> 1,90 g/l) w 2008 r. wynosiła 18,1% w Ghanie i 63% w Anglii. W Stanach Zjednoczonych wskaźnik ten wynosi 31,7%, przy czym 48% osób korzysta z leczenia, a 30% jest pod kontrolą (Barquera *i in.*, 2015). Dyslipidemia jest odpowiedzialna za wystąpienie jednej trzeciej choroby niedokrwiennej serca. Ich spadek o 40% u 40-latków może doprowadzić do zmniejszenia o 50% zachorowalności na chorobę niedokrwienną serca w ciągu najbliższych 5 lat. W Finlandii i Irlandii spadek zachorowalności na chorobę niedokrwienną serca jest częściowo spowodowany obniżeniem poziomu cholesterolu całkowitego w populacji. W Kamerunie 20% populacji ma wysoki poziom cholesterolu, co powoduje eksplozję nagłej śmierci, której większość występuje w domu (FCC, 2016). Bosomworth (2013) stwierdził, że zwiększona częstość występowania otyłości wiąże się z większą częstotliwością występowania nietolerancji glukozy i zespołu metabolicznego (MetS), co prowadzi do wydłużenia czasu trwania CMR. Wynikająca z tego dyslipidemia aterogenna charakteryzuje się nowymi czynnikami ryzyka, w tym dietą aterogenną i brakiem aktywności fizycznej.

1.1.2.3. Cholesterol całkowity

Cholesterol jest lipidem z rodziny sterolowej, który odgrywa istotną rolę w wielu procesach biochemicznych, w tym w funkcji mózgu, rozwoju hormonalnym, regulacji poziomu cukru, transmisji sygnałów między komórkami nerwowymi. Cholesterol jest kluczową częścią ściany komórkowej, regulującą strukturę i funkcje sygnalizacyjne organizmu, w tym kluczowe szlaki związane z podziałem komórek i rakiem. Słowo "cholesterol" odnosi się do pojedynczej molekuły. Oznacza to, że terminy "dobry" i "zły" cholesterol nie są używane do oznaczania dwóch różnych cząsteczek, ale odnoszą się do lipoprotein o dużej gęstości (HDL) i lipoprotein o małej gęstości (LDL), które są nośnikami cholesterolu we krwi (Abramson, 2004).

Synteza cholesterolu zachodzi w cytoplazmie komórek wątroby i jelit, głównie na drodze reduktazy hydroksymetylo-CoA. Niektóre cholesterole mogą nie być wchłaniane podczas trawienia. Jego aterogenna rola wynika z zdolności do silnego wiązania się ze ścianami tętnic, a zwiększone ryzyko wystąpienia miażdżycy jest proporcjonalne do krążącego stężenia lipoprotein (Gérard *i in.*, 2007). Cholesterol we krwi jest mierzony u poszczącego pacjenta w sposób tradycyjny, ale jego ogólny poziom, jak również jego frakcja HDL-c, nie są istotnie modyfikowane przez poszczenie. Dlatego zaleca się monitorowanie poziomu cholesterolu od osiemnastego roku życia i co pięć lat (NCEP, 2002). Mbenza *i wsp.* (2007) w swoim badaniu stwierdzili, że obwód talii (WC) i HDL-c były głównymi determinantami cholesterolu całkowitego (TC). Ścisły i pozytywny związek pomiędzy TC i HDL-c u pacjentów z problemami sercowymi był podobny do tego u pacjentów z czarnym nadciśnieniem, co wskazywało na wysokie ryzyko wystąpienia zespołu metabolicznego.

Nadmierne spożycie tłuszczów nasyconych i cholesterolu jest główną przyczyną chorób układu krążenia (Loury, 2012, Gaziano *i in.*, 2008). Inne czynniki wpływają jednak na ryzyko naczyniowe, modyfikując poziom cholesterolu i utrudniając interpretację danych. Na przykład regularna aktywność fizyczna, alkohol (mała dawka) i estrogeny mogą pomóc zwiększyć poziom HDL-c, ograniczyć poziom cholesterolu we krwi i poprawić ochronę naczyniową. I odwrotnie, tytoń, otyłość i brak aktywności fizycznej zmniejszają poziom HDL-c krwi, zwiększając ryzyko sercowo-naczyniowe (Kastorini *i in.*, 2011). Jednakże, Lemieux *i wsp.* (2001) podali TC/HDL-c jako najlepszy marker dyslipidemii aterogennej i zwiększonego ryzyka choroby serca w porównaniu ze stosunkiem LDL-c/HDL-c.

1.1.2.4. Cholesterol HDL

Lipoproteiny o wysokiej gęstości (HDL-c) są lipoproteinami odpowiedzialnymi za transport cholesterolu do wątroby, gdzie może on zostać wyeliminowany. Funkcja ta pomaga zapobiegać gromadzeniu się cholesterolu w naczyniach krwionośnych, a tym samym zapobiegać ryzyku miażdżycy. To dlatego HDL-c jest nazywane dobrym cholesterolem w porównaniu z LDL-c, który jest nazywany złym cholesterolem. Składają się one w 48% z lipidów i 52% z białek. Ultrawirowanie pozwala na rozróżnienie podtypów (HDL2b, 2a, 3a, 3b, 3c) o różnej zawartości białka (Davidson *i in.*, 2009). Podklasy te mogą odgrywać inną rolę, jednak niski poziom HDL3 jest jedynym, który jest skorelowany z ryzykiem naczyniowym (Martin *i in.*, 2015). Wysoki poziom HDL-c koreluje ze zmniejszonym ryzykiem wystąpienia niektórych chorób układu krążenia (Di Angelantonio *i in.*, 2009). Z drugiej strony, wzrostowi poziomu HDL-c pochodzenia genetycznego nie towarzyszy ten efekt ochronny (Voight *i in.*, *2012*; Haase *i in.*, 2012). Podobnie, spadek genetyczny w HDL-c nie jest skorelowany ze wzrostem ryzyka sercowo-naczyniowego (Vergeer *i in.*, 2010). W badaniu przeprowadzonym w Demokratycznej Republice Konga Kabamba *i in.* (2014) odkryli, że wzrost HDL-c eliminuje nadmiar złego cholesterolu poprzez oczyszczanie tkanek i powrót cholesterolu do wątroby na potrzeby metabolizmu, zmniejszając ryzyko chorób kardiometabolicznych. Pokazały one również, że HDL-c jest częścią nie-herogennego cholesterolu, który może być obniżony w wielu okolicznościach, w tym otyłość, siedzący tryb życia, wysokie ciśnienie krwi, palenie tytoniu, cukrzyca. Dozowanie odbywa się zazwyczaj poprzez pobranie krwi po ośmiu godzinach postu. Jednak jego wartość jest normalizowana mniej niż pięć godzin po normalnym posiłku, a wskaźnik powyżej 60 mg/dl zapewnia optymalną ochronę przed chorobami serca (Briel *i in.*, 2009). Jego wartość jest zaniżona w przypadku znacznej hipertrójglicerydemii (Langlois *i in.*, 2014). Statyny pozwalają na umiarkowany wzrost poziomu HDL-c o około 7%. Żaden z tych leków nie wykazał zmniejszenia śmiertelności z powodu chorób układu sercowo-naczyniowego ani ryzyka zawału serca, a ich przydatność pozostaje niepotwierdzona (Keene *i in.*, 2014).

1.1.2.5. Cholesterol LDL

Lipoproteiny o niskiej gęstości (LDL-c) to grupa lipoprotein o różnych rodzajach i rozmiarach. Ich funkcją jest transport cholesterolu, wolnego lub estryfikowanego, z krwi i przez organizm do komórek (Reiner *i in.*, 2011). LDL-c są produkowane przez wątrobę z lipoprotein o bardzo małej gęstości (VLDL) i mogą transportować różne substancje (trójglicerydy, cholesterole, witaminy) do organów obwodowych. Brak wchłaniania LDL-c przez komórki tkanek żądających podwyższa poziom cholesterolu w naczyniach krwionośnych. Zgodnie z obecną teorią, osiedlaliby się tam wtedy, co prowadziłoby do miażdżycy. Z tego powodu LDL-c jest często nazywane złym cholesterolem, w przeciwieństwie do lipoproteiny o dużej gęstości (HDL-c), która jest nazywana dobrym cholesterolem. Rzeczywiście, śródbłonek ścian naczyń jest nieprzepuszczalny dla lipoprotein. Aby zaakceptować ten hipotetyczny model, musimy znaleźć wiarygodny mechanizm biologiczny, który wyjaśni przejście lipoprotein ze światła do mediów (Grammer *i in.*, 2015).

LDL-c może być modyfikowany: utleniony lub glikozylowany. Ponadto, aby zrozumieć ten model, należy dodać, że zjawisko to wystąpiłoby w uszkodzonym wcześniej śródbłonku naczyniowym, prezentując jego tkankę śródbłonkową (która sama w sobie jest patologiczna). Utlenione LDL-c nie byłyby już rozpoznawane przez odbiorniki LDL-r, ale przez odbiorniki padlinożercze. Są one obecne na powierzchni makrofagów i komórek mięśni gładkich; nie są regulowane przez poziom cholesterolu wewnątrzkomórkowego. Receptory te mogą zatem ulec przeciążeniu, jeśli zjawisko patologiczne będzie się utrzymywać (nadmiar cukrów, zanieczyszczenie, palenie tytoniu itp.). Nagromadzenie LDL-c w makrofagach prowadzi do powstania komórek pianowych, charakterystycznych dla płytki miażdżycowej (Langlois *i in.*, 2014, Lorgeril i Salen, 2006). Zhu *et al.* (2015) wykazali po raz pierwszy, że wskaźnik LDL-c nie był najlepszym wskaźnikiem ChUK w populacji chińskiej. Pomiar jego stężenia we krwi nie jest dokonywany bezpośrednio. Najczęściej oblicza się go według wzoru Friedewalda (FF): LDL-c = TC - HDL-c - (TG/2.2), gdzie TC odnosi się do całkowitego poziomu cholesterolu w mmol/l, a TG do poziomu triglicerydów we krwi w tej samej jednostce. Dozowanie odbywa się zazwyczaj poprzez pobranie krwi po co najmniej 8 godzinach postu. Jednak jego wartość jest znormalizowana mniej niż pięć godzin po normalnym posiłku (Langsted *i in.* , 2008). W przypadku znaczącej hipertrójglicerydemii (Langlois *i in.* , 2014) jest ona fałszywa, od tej pory stosuje się zmodyfikowany wzór Friedewalda (WRF) (Yunqin *i in.* , 2010), aby zminimalizować wpływ wysokich poziomów triglicerydów.

Zastosowanie tego wzoru pozwala uzyskać wartości bliższe wartościom mierzonym metodą bezpośrednią, stosunek LDL-c/Non-HDL-c jest bardziej stabilny, a zakłócenia spowodowane przez hipertriglicerydemię są znacznie mniejsze. Dlatego też WRF są dokładniejsze niż FF. LDL-c jest wartością, która przez lata stale się zmniejsza. Byłoby ono uważane za normalne, gdyby wynosiło od 0,9 g/l do 1,58 g/l (Rosenberg i Allard, 2007). In Cameroon, Youmbissi *et al.* (2001) showed that LDL-c values were statistically very high in hypertensive subjects compared to normotensive ones regardless of sex, with a strong correlation between LDL-c levels and Anastos *et al.* (2010) cited by Benissan *et al.* (2015) in Togo have shown that dyslipidemia caused mainly by elevated LDL-c levels is correlated with the pathogenesis of atherosclerosis, a process responsible for most CVD. Istotność tych wartości może być zróżnicowana: leczeniem referencyjnym u tych pacjentów pozostaje podawanie leku należącego do klasy statyn. Te ostatnie wydają się jednak skuteczne niezależnie od poziomu wyjściowego LDL-c, co każe myśleć o ich specyficznym wpływie, niezależnie od ich działania na cholesterol (Hayward *i in.* , 2006). Wydaje się, że zmienność czasowa badania jest również skorelowana z wyższym ryzykiem wystąpienia ChUK (Bangalore *i in.* , 2015). Bénissan *et al.* (2015) osiągnęli wysoki poziom LDL-c wśród Ogo w Togo, co pokazuje, że osoby mieszkające w mieście są mniej chronione przed miażdżycą.

1.1.2.6. Triglicerydy

Nasza krew niesie nie tylko cholesterol, ale także inny rodzaj lipidów zwanych trójglicerydami (TG). Są one wykonane przez nasz organizm w jelicie cienkim, z tłuszczu przyniesionego przez dietę. Są one ważnym źródłem energii dla naszego organizmu. Z drugiej strony, gdy ich poziom we krwi jest zbyt wysoki (ponad 2 g na litr krwi), są one czynnikiem ryzyka dla CVD. Dozowanie odbywa się konwencjonalnie poprzez badanie krwi na czczo. Jego wartość pozostaje znacznie podwyższona aż do sześciu godzin po normalnym posiłku (Langsted *i in.*, 2008, Sidhu i Naugler, 2012). Triglicerydy znane również jako triacyloglicerydy, triacyloglicerydy to glicerydy, w których trzy grupy hydroksylowe glicerolu są estryfikowane przez kwasy tłuszczowe. Są one głównym składnikiem tłuszczów zwierzęcych i oleju roślinnego. Ta rezerwa energii jest przechowywana w komórkach tłuszczowych (Moussard, 2006). Benissan *et al.* (2015) w Togo wykazali, że w ludności wiejskiej istnieje pewna równowaga żywieniowa. Ponadto, średnie wartości parametrów antropometrycznych, biochemicznych i ciśnienia krwi wskazują na wysoki wskaźnik TG wśród mieszkańców miast, a te wydają się mieć bardziej sprzyjające czynniki nadciśnienia (HT), rozwój miażdżycy powoduje CMD.

Hipertrójglicerydemia odnosi się do podwyższenia poziomu triglicerydów we krwi. Może to być spowodowane dziedziczną nieprawidłowością, nadmiernym spożyciem alkoholu, dietetycznych tłuszczów lub słodyczy, siedzącym trybem życia, a także cukrzycą i chorobami nerek (Dunbar i Rader, 2005). Często wiąże się to z innymi czynnikami ryzyka, takimi jak otyłość brzuszna, nadciśnienie, hiperglikemia i niski poziom dobrego cholesterolu (HDL-c). Hipertrójglicerydemia sprzyja występowaniu ChUK (Sarwar *i in.*, 2007) poprzez odkładanie się miażdżycy na ścianach głównych osi tętniczych i w naczyniach wieńcowych (naczyniach dotleniających serce), co zmniejsza ich funkcjonowanie i zwiększa ryzyko wystąpienia chorób układu krążenia. Youmbissi *i wsp.* (2011) stwierdzili, że osoby z nadciśnieniem tętniczym miały statystycznie wyższe wartości cholesterolu całkowitego, LDL-c i triglicerydów niż osoby z normotensją i zauważyli przewagę hipercholesterolemii, a następnie hipertriglicerydemii, prekursora ChUK. W przypadku hipertrójglicerydemii zaleca się zastosowanie kilku środków: aby zapewnić, że jego waga mieści się w normach wskaźnika masy ciała, aby ograniczyć ilość spożywanych tłuszczów i cukrów prostych, aby sprzyjać zbożom pełnoziarnistym, jest to połączenie cukrów powolnego wchłaniania i błonnika pokarmowego, unikać spożywania alkoholu, monitorować zalecane spożycie (Reiner *i in.* , 2011), zwiększyć dzienne spożycie omega 3 (Mattar i Obeid , 2009), ćwiczenia fizyczne mogą obniżyć poziom trójglicerydów we krwi (Shaw *i in.*, 2006). Znaczący wzrost poziomu TG w wątrobie i mięśniu szkieletowym zaobserwowano u otyłych szczurów MetS i cukrzycowych typu 2 w badaniach Kuaté *i in.* (2015).

1.1.2.7. Wskaźnik miażdżycy

Miażdżyca to utrata elastyczności tętnic na skutek sklerozy. Normalna tętnica składa się z trzech części, intima, media i adwentitia. Miażdżyca jest zatem przebudową tętnic poprzez segmentowe nagromadzenie lipidów, węglowodanów złożonych, krwi, tkanki tłuszczowej, złogów wapnia i innych minerałów odpowiedzialnych za chorobę wieńcową serca (Costanzo *i in.* , 2010, Lorenz *i in.* , 2012).

Miażdżyca jest bardzo powszechną chorobą, która jest główną przyczyną zgonów w krajach rozwiniętych. Jest to poważny problem zdrowia publicznego, który zaczyna się już w stadium życia embrionalnego. Jest to fizjologiczne zjawisko starzenia się tętnic, ale jest znacznie przyspieszone przez czynniki CVR (Aviram *i in.* , 2008). Według dwóch amerykańskich badaczy, Alana i Rossa (2017), starzenie się jest związane ze zwiększonym ryzykiem wystąpienia ChUK spowodowanym pęknięciem płytek z zapalonym cholesterolem w tętnicach.

Mogą one być powodowane przez mutacje genetyczne, które wywołują raka białych krwinek. Elewacja LDL-c skorelowana ze spadkiem HDL-c wśród Ogo w Togo wskazuje, że osoby mieszkające w mieście są mniej chronione przed miażdżycą. Potwierdza to ich wyższy wskaźnik aterogeniczności niż w przypadku mieszkańców wsi (Bénissan *i in.* , 2015). Rzeczywiście, spadek poziomu grypy ptaków jest czynnikiem ochronnym przed miażdżycą (Greene *i in.* , 2005, Thompson *i in.* , 2008).

Podstawowym czynnikiem ryzyka miażdżycy jest wiek, ale wiek nie jest czynnikiem ryzyka, który można łatwo modyfikować. W grę wchodzi płeć i czynnik dziedziczny, a choroba ta bardziej dotyka męską populację. Zmiany pojawiają się w okresie życia płodowego i są dobrze widoczne od 20 roku życia. Stosunek CT/HDL, który zastosowaliśmy w naszych badaniach, jest wskaźnikiem ujawniającym ryzyko tętnicze, a zwłaszcza wieńcowe. Jeśli stosunek CT/HDL jest > 5, ryzyko aterogenne jest statystycznie istotne. Progi ryzyka naczyniowego są określone w zależności od wieku (Imorou, 2014). Youmbissi *i in.* (2001) wykazali, że w grupie wiekowej od 20 do 29 lat i od 40 do 49 lat tylko w przypadku płci męskiej stosunek ten wynosił poniżej 3,55, co odpowiada ryzyku standardowemu. Grupa wiekowa powyżej 50 roku życia miała wskaźniki wyższe niż 3,22, co odpowiada ryzyku standardowemu, z wyjątkiem osób w wieku 70-79 lat. Jego profilaktyka opiera się zasadniczo na zrównoważonej diecie, regularnej aktywności fizycznej, braku uzależnienia od tytoniu i alkoholu, monitorowaniu ciśnienia tętniczego (PA), leczeniu cukrzycy i hipercholesterolemii (Allam *i in.* , 2009). Imorou (2014) w badaniu diabetyków stwierdził, że nie ma korelacji między wskaźnikiem aterogenności (AI) a BMI. Jednak ryzyko wystąpienia aterogenności wynosiło 28,26% u osób otyłych w porównaniu z 19,50% u osób nie otyłych. Ponadto, średnia AI wśród osób otyłych wynosiła 3,93 i 4,31.

1.1.3. Zaburzenia metabolizmu węglowodanów

Metabolizm węglowodanów zależy od regulacji czterech etapów wchłaniania pokarmowego i produkcji glukozy w wątrobie, wydzielania w trzustce oraz obwodowego stosowania insuliny. Zakłócenie jednego lub kilku z tych etapów może być odpowiedzialne za zaburzenia glikemiczne. W marskości wątroby 30 do 70% pacjentów ma nietolerancję glukozy. Z nich 10 do 30% to cukrzycy. Natomiast tylko 3% chorych na cukrzycę hospitalizowanych z powodu dysregulacji glikemicznej ma przewlekłe zapalenie wątroby lub marskość wątroby (Kingston *i in.* , 1984).

1.1.3.1. Zaburzenia dotyczące cukru we krwi i cukrzyca typu 2

Glukoza we krwi to poziom glukozy we krwi, a dokładniej w surowicy. Kiedy poziom glukozy we krwi wzrasta, mówimy o hiperglikemii. Hiperglikemia ta może prowadzić do cukrzycy, która jest chorobą metaboliczną wynikającą z dysfunkcji trzustki. Może być również wrodzona w przypadku cukrzycy typu 1, która stanowi do 10% przypadków cukrzycy (WHO, 2016). Cukrzyca typu 2 lub cukrzyca typu mellitus jest wynikiem nadużywania insuliny, co prowadzi do insulinooporności organizmu. Z drugiej strony, T2D może być wynikiem uszkodzenia trzustki, które nie może już normalnie produkować insuliny. T2D stanowi 90% przypadków cukrzycy na świecie i jest w dużej mierze wynikiem nadwagi oraz siedzącego trybu życia (WHO, 2016). Tak więc stężenie glukozy we krwi na czczo $\geq$ 1,26 mg/dl wynika z niewłaściwego stosowania insuliny przez organizm; wykazano to w badaniu przeprowadzonym w Afryce Subsaharyjskiej przez Hilawe *i wsp.* (2013), w którym stwierdzono, że nieprawidłowe stężenie glukozy na czczo występowało częściej u mężczyzn niż u kobiet.

1.1.3.2. Diagnoza, częste objawy, częstość występowania, zapobieganie i leczenie

Diagnoza jest trudniejsza w przypadku T2D, która stanowi 90% przypadków cukrzycy i dotyczy głównie pacjentów w wieku od 40 do 50 lat. T2D rozwija się od pięciu do dziesięciu lat, nie manifestując się. Poziom cukru na czczo powinien być sprawdzony za pomocą badania krwi, jeżeli nie jest on nadmierny (większy niż 1,26 g/l). Objawy są powszechne, a choroba ta może przejawiać się uczuciem głodu, częstym oddawaniem moczu, zwiększonym apetytem, nagłą zmianą widzenia, sennością, a czasem utratą przytomności (Vega-López *i in.* , 2007).
Globalna strategia WHO na rzecz żywienia, aktywności fizycznej i zdrowia uzupełnia prace WHO dotyczące cukrzycy, koncentrując się na podejściach na poziomie populacji w zakresie promowania zdrowej diety i regularnych ćwiczeń fizycznych, zmniejszając rosnący globalny problem nadwagi i otyłości. CMR są prezentowane w dwóch rzędach, które są nieodwracalne i nie podlegają modyfikacji. Faktem jest jednak, że niektóre osoby mają inne zmienne czynniki związane z RCM.

1.1.4. Zaburzenia metabolizmu białek

1.1.4.1. Definicja metabolizmu białek

Metabolizm białkowy odgrywa istotną rolę w funkcjonowaniu komórek i tkanek. Białka są wytwarzane w rybosomach z aminokwasów dostarczanych przez dietę. Białka te są następnie wydalane w środowisku pozakomórkowym lub gromadzone w siatkówce endoplazmatycznej. Aparat golgi odgrywa rolę w magazynowaniu, sprzęganiu lub wydalaniu tych białek. Cząsteczki białka są albo wykorzystywane albo wydalane w różnym tempie w zależności od narządu. Równowaga dynamiczna jest zwykle ustalana pomiędzy szybkością syntezy a wykorzystaniem białek. Ale wiele warunków patologicznych może zakłócić tę równowagę na różnych poziomach (Lemaici, 2001). Białka są biologicznymi makromolekułami występującymi we wszystkich żywych komórkach. Są one utworzone z jednego lub więcej łańcuchów polipeptydowych. Każdy z tych łańcuchów składa się z łańcucha pozostałości aminokwasów połączonych ze sobą wiązaniami peptydowymi (Standley *i in.* , 2008). Pełnią one różne funkcje w obrębie komórki i organizmu (strukturalne, transportowe, regulacyjne, sygnalizacyjne, hormonalne, receptorowe, sensoryczne, hormonalne, motoryczne, obronne, magazynowe, enzymatyczne) (Lodish *i in.* , 2005).

Biosynteza białka z RNA posłańca jest tłumaczeniem tego mRNA. MRNA wiąże się z rybosomem, który odczytuje go sekwencyjnie z prędkością trzech nukleotydów na każdym etapie syntezy. Każda trojaczka nukleotydów stanowi kodon na mRNA, do którego może się wiązać antykodon tRNA dostarczający odpowiedni aminokwas. Parowanie pomiędzy kodonem i antykodonem opiera się na komplementarności ich odpowiednich sekwencji. To właśnie ta komplementarność zapewnia rozpoznawanie między tRNA i kodonem mRNA. Aminokwas dostarczany przez tRNA na rybosomie tworzy wiązanie peptydowe z zakończeniem C powstającego łańcucha, umożliwiając jego rozszerzenie o pozostałość aminokwasów. Następnie rybosom porusza się z trzech nukleotydów na mRNA, aby stawić czoła nowemu kodonowi, który dokładnie odpowiada poprzedniemu. Proces ten jest powtarzany aż do momentu, gdy rybosom znajduje się przed kodonem stopu, w którym to przypadku tłumaczenie się zatrzymuje (Sleator, 2012).

W ten sposób biosynteza białka jest przeprowadzana pozostałość po pozostałości, z N-terminus do C-terminus. Po zsyntetyzowaniu białko może być poddawane różnym modyfikacjom, takim jak: rozszczepienie, fosforylacja, acetylacja, amidacja, metylacja, glikozylacja, lipidacja, a nawet tworzenie mostów disulfidowych. Wielkość syntetyzowanych w ten sposób białek jest bardzo zmienna (Kent, 2009).

1.1.4.2. Transaminazy

Transaminazy to substancje (enzymy) znajdujące się wewnątrz komórek, szczególnie w wątrobie i mięśniach. Interweniują w wielu reakcjach biologicznych. Podwyższone transaminazy odzwierciedlają zmiany komórkowe zwykle w wątrobie, sercu, nerkach lub mięśniach. Istnieją dwa rodzaje:

aminotransferazy asparaginowej (AST), która jest obecna głównie w wątrobie, mięśniach, sercu, nerkach, mózgu, trzustce i aminotransferazy alaninowej (ALT), które są stosunkowo specyficzne dla wątroby. Wzrost liczby transaminaz może być również związany z otyłością i nadwagą, alkoholizmem, miopatiami, zawałem serca, pasożytozą lub zapaleniem trzustki. Należy zauważyć, że ćwiczenia mięśniowe lub urazy mięśni mogą zwiększać poziom transaminaz. U osób powyżej 60. roku życia mogą również występować wyższe poziomy transaminaz niż te, które są mierzone w poszczącej surowicy metodami kinetycznymi (Moss i Henderson, 1999).

Raport AST/ALT > 2 jest bardziej sugestywny w przypadku alkoholowej choroby wątroby, a normalny wskaźnik wynosi od 10-40 U/L dla AST do 10-45 U/L dla ALT (Cardenas, 2009). Dawka tych enzymów jest używana do wykrywania problemu w wątrobie. Ich wzrost we krwi jest spowodowany nieprawidłowym uwalnianiem przez uszkodzone komórki wątroby, w wyniku zapalenia wątroby, zatrucia alkoholowego lub narkotykowego, itp. W badaniu przeprowadzonym w Kinszasie przez Kabambę *i wsp.* (2014) stwierdzono, że wartości są istotnie podwyższone dla obu transaminaz u dzieci poniżej piątego roku życia w czasie ostrej malarii. Podobnie badanie przeprowadzone w Kamerunie przez Kuaté *et al.* (2015) na szczurach otyłych i cukrzycowych albinosach wykazało, po analizie transaminaz serum, znaczny wzrost AST i ALT, sugerując rozległe zaburzenia czynności wątroby i mięśni, które mogą prowadzić do ChUK.

1.1.4.3. Kreatynina

Kreatynina jest naturalną substancją występującą w naszym organizmie, a zwłaszcza we krwi. Jego dawka jest na czczo we krwi (kreatynina) albo w moczu (kreatynina) i jest dobrym wskaźnikiem funkcjonowania nerek. Paillard (2011) w badaniu nowych twarzy CMR osiągnął stężenie kreatyniny w surowicy wyższe niż 17 mg/l u mężczyzn w zdarzeniach miażdżycowych. Kreatynina jest produkowana w stałej ilości w organizmie i pochodzi z metabolizmu mięśni i jest zasadniczo eliminowana przez nerki (Evrard, 2016).

Tak więc, interpretując wynik testu kreatyniny, należy wziąć pod uwagę masę mięśniową każdego z nich, płeć, wagę, wiek, nawyki żywieniowe (mniej lub bardziej bogate w białko). Normalna wartość kreatyniny we krwi wynosi od 5 do 13 mg/l. Poza tą wartością normalną należy obawiać się mniej lub bardziej poważnej choroby nerek, która wymaga dalszych badań (Evrard, 2016). Berryman *i in.* (2016) wykazali ostatnio, że wysokie spożycie białka zwierzęcego i mlecznego jest pozytywnie związane ze zwiększonym poziomem azotu we krwi, a tym samym z poziomem kreatyniny.

1.1.4.4. Kwas moczowy

Związek między kwasem moczowym a nadciśnieniem tętniczym jest znany od dawna. Badania nad modelami zwierzęcymi wykazały ostatnio, że hiperurykemia może wywoływać nadciśnienie, a badania epidemiologiczne i kliniczne dotyczące ludzi podkreślają patogenną rolę kwasu moczowego w nadciśnieniu (Hadjeres i Saudan, 2009).

Kwas moczowy jest substancją powstającą w wyniku rozkładu niektórych cząsteczek azotu, zwaną puryną. Jest dozowany na czczo w surowicy i jest antyoksydantem o najsilniejszej reaktywności z wolnymi rodnikami. Jest to odzwierciedlenie obecności zjawisk niedokrwiennych i jego wartość normalna u ludzi musi być mniejsza niż 70 mg/l i 60 mg/l u kobiet i nie tylko, możemy mówić o hiperurykemii. Tak więc kwas moczowy może pochodzić zarówno z diety, jak i śmierci komórek. Dotyczy od 5 do 15% populacji, jest to powszechna nieprawidłowość biochemiczna, wynikająca z nadprodukcji kwasu moczowego i/lub zmniejszonej eliminacji nerek. Często rozwija się bezboleśnie i dlatego nie zawsze jest od razu rozpoznawany (Schlienger, 2016).

Uniesienie osocza kwasu moczowego jest zwykle uważane za marker ryzyka śmiertelności i zachorowalności z powodu chorób układu krążenia u mężczyzn. Fang i Alderman (2000) w niedawno przeprowadzonym badaniu kohortowym u osób w wieku od 25 do 74 lat odnotowali 45,9% zgonów z powodu ChUK, a każdy wzrost stężenia kwasu moczowego o 59,48 μM zwiększa ryzyko 1,17 zgonów z powodu choroby niedokrwiennej serca u mężczyzn i 1,30 u kobiet. Autorzy tego badania uważają zatem, że wzrost poziomu kwasu moczowego jest w sposób istotny i niezależny związany z ryzykiem śmiertelności z powodu ChUK.

Hiperurykemia powoduje czasem podagrę, która powoduje zapalne bóle stawów. Gdy mikrokryształy kwasu moczowego rozpuszczone we krwi są w zbyt dużym stężeniu, a warunki lokalne są sprzyjające (w tym dostateczna kwasowość podłoża), wytrącają się i powodują miejscowe zapalenie. To najlepiej wpływa na artykulację dużego palca. Tylko co dziesiąta osoba, która ma za dużo kwasu moczowego we krwi, będzie miała dyżur (Schlienger, 2016).

1.2. Zużycie substancji szkodliwych jako czynnika ryzyka kardiometabolicznego

1.2.1. Palenie tytoniu

1.2.1.1. Metabolizm tytoniu

Tytoń, a w szczególności nikotyna, odgrywa ważną rolę w metabolizmie energetycznym palacza. Powoduje to wzrost zawartości amin katecholowych we krwi, co powoduje częściowe zahamowanie wydzielania insuliny (co ogranicza wytwarzanie masy tłuszczowej) i jednocześnie sprzyja wykorzystaniu rezerw tłuszczowych. Kiedy osoba pali, nie ma takiej samej rezerwy tłuszczu, jak gdyby nie paliła. Kiedy ta substancja stymulująca dostaje się do organizmu, powoduje skurcz małych mięśni otaczających naczynia krwionośne. Jest to toksyczny alkaloid pochodzący głównie z rośliny tytoniu stosowany jako środek psychotropowy (stymulujący), zwłaszcza podczas wdychania dymu tytoniowego. Ta cząsteczka jest częściowo odpowiedzialna za zależność od tytoniu. Nikotyna działa bezpośrednio na układ nerwowy, powodując uzależnienie u ludzi (Amy *i in.* , 2014). Wdychana nikotyna jest wchłaniana ("resorbowana") przez włoski krwionośne płuc. Po przejściu przez lewe serce nikotyna przecina barierę krew-mózg i dociera do mózgu w ciągu 10 do 20 sekund, nie przechodząc przez układ portalowy wątroby. Poziom nikotyny jest sześć do dziesięciu razy wyższy w osoczu tętniczym niż w osoczu żylnym (Houezec, 2003).

1.2.1.2. Definicja i rozpowszechnienie palenia tytoniu

Palenie tytoniu jest ogólnie pojętą konsumpcją tytoniu. W związku z tym odnosi się on również do ostrego lub chronicznego zatrucia spowodowanego nadużywaniem tytoniu. Czasami określa się je mianem palenia aktywnego w przeciwieństwie do palenia biernego, które odnosi się do mimowolnego wdychania dymu tytoniowego w otaczającym powietrzu lub wdychania wtórnego depozytu powietrznego (WHO, 2015).

Aż do połowy ^{XIX} wieku nie było właściwe palenie w społeczeństwie (INPES, 2012). Oferowanie papierosa jest od dawna społecznym gestem życzliwości, sposobem na nawiązanie kontaktu; stało się niestosowne, a nawet wyparte, ponieważ zdrowie jest cenione, a akceptacja społeczna tytoniu pogorszyła się (Perriot, 2003). Tytoń jest spożywany na wiele sposobów, można go palić, ssać, wąchać lub żuć. Wszystkie formy są również niebezpieczne, ponieważ zawierają uzależniającą nikotynę (INPES, 2012). Palenie tytoniu stanowi globalny problem zdrowia publicznego ze względu na jego liczne implikacje historyczne, społeczno-kulturowe i ekonomiczne. Według WHO palenie tytoniu jest główną przyczyną możliwych do uniknięcia zgonów na świecie, a według Światowej Organizacji Zdrowia prawie 6 milionów zgonów rocznie, w tym 5 milionów w wyniku bezpośredniego spożycia i około 600 000 w wyniku biernego palenia (WHO, 2016). Spożycie tytoniu odpowiada za 7% zgonów wśród mężczyzn i 12% wśród kobiet. W 2012 roku 600 000 zgonów było spowodowanych biernym paleniem (WHO 2014). WHO oszacowała, że na świecie jest 1,1 miliarda palaczy, z czego 80% to osoby palące codziennie; ogólna rozpowszechnienie wynosi 22%, a większość użytkowników tytoniu (90%) pali papierosy. Tytoń jest szeroko związany z problemami zdrowotnymi, takimi jak występowanie ChUK, zaburzenia erekcji, nowotwory, problemy z oczami, ząbkowanie i psychiatria (Minichino *i in.* , 2013). Lemogoum *i in.* (2006) pokazali również, że palenie tytoniu zwiększa wskaźnik miażdżycy poprzez utwardzanie tętnic znacznie bardziej w czarnej rasie, ze względu na nikotynowy metabolizm, który jest trudniejszy w tej rasie. Afryka miała najniższą chorobowość, ale ta może być niedoceniana (Houehanou, 2015). Według WHO (2014) w Kamerunie 16,6% osób dorosłych spożywało obecnie tytoń we wszystkich jego formach. Jednak całkowita liczba osób palących nadal rośnie ze względu na wzrost liczby ludności na świecie (Freeman i Fleming, 2014). Jednakże, podczas gdy spadek palenia jest powszechny w krajach o wysokich dochodach, tendencja ta jest odwrócona w krajach rozwijających się, które są nowym celem firm tytoniowych (Blanke i Vera, 2004). Minichino *i wsp.* (2013) w swoim badaniu pokazali, że palenie jest silnie związane z różnymi zaburzeniami psychicznymi, jednak ostatnie dowody wskazują, że rzucenie palenia poprawia objawy zdrowotne.

1.2.1.3. Konsekwencje palenia

Dym tytoniowy ma ponad 4000 składników, takich jak smoła, która jest rakotwórcza i drażniąca, nikotyna odpowiedzialna za działanie naczyniowe i neurologiczne, tlenek węgla, substancje drażniące. Wywołuje to bezpośredni wpływ na błony śluzowe i odkładanie się cząstek, przejście toksyn przez błonę pęcherzykowo-kapilarną sprzyja skurczom naczyniowym, miażdżycy, zakrzepicom (Amedeo *i in.* , 2013). Powoduje on 7 500 000 zgonów rocznie i zmniejsza średnią długość życia o ponad 10 lat (Jha *i in.* , 2013). Palenie jest odpowiedzialne za wzrost ciśnienia krwi, pogorszenie tętnic i przyspieszenie akcji serca. Działając na tych trzech wykresach, jest to główny czynnik ryzyka zawału serca, udaru mózgu i miażdżycy. Jedno z badań wykazało, że palenie było związane z CMR w dwóch czarnych populacjach w Beninie (Mabchour *i in.* , 2016).

Bierne palenie zaczyna się w niemowlęctwie i może trwać dłużej niż 12 godzin dziennie. Oprócz podrażnień nosa i oczu, kaszlu, mdłości i bólów głowy u osób niepalących stwierdzono 1/3 przypadków raka płuc i 30% wzrost choroby wieńcowej u osób niepalących. Wpływ marketingu i reklamy opracowanej przez przemysł tytoniowy na tę grupę docelową jest znaczny, opierają się one na wartościach, na które młodzież jest wrażliwa (bunt, wolność, uwodzenie ...), poprzez częste przekierowywanie ich. (WHO, 2014). Zagrożenia związane z biernym paleniem są główną przyczyną ograniczenia prawa do palenia w miejscach publicznych w 2004 r., 600 000 zgonów na całym świecie, z czego 28% to dzieci, wynika z biernego palenia (Karsenty, 2012).

1.2.2. Alkoholizm

1.2.2.1. Metabolizm, absorpcja pokarmowa i wpływ energetyczny alkoholu

Alkohol jest metabolizowany głównie przez utlenianie do aldehydu octowego, a następnie octanu pod wpływem alkoholu dehydrogenazy i dehydrogenazy aldehydowej, które są enzymami, których kofaktorem jest dinukleotyd nikotynamidowo-adeninowy. Absorpcja trawienna jest osiągana przez szybki i pełny mechanizm dyfuzji przed przejściem do wątroby w celu dyfuzji do wszystkich tkanek. Eliminacja wchłoniętego alkoholu jest głównie kataboliczna, ponieważ jest on słaby w moczu, pocie i wydychanym powietrzu (<10%) (Dali-Youcef i Schlienger, 2012). Wpływ energetyczny alkoholu jest niejednoznaczny (7,1 kcal/g), ponieważ zależy od umiarkowanej i przerywanej konsumpcji. Mikrosomowy system utleniania alkoholu i katalazy są inne drogi utleniania, które występują szczególnie w przypadku nadmiernego alkoholizacji, która doprowadzi do transformacji oksalooctanu w jabłczan i pirogronianu w mleczan, wszystkie w połączeniu z utlenianiem Dinukleotydu nikotynamidu Adeniny Uwodorniony do Dinukleotydu nikotynamidu Adeniny nie prowadzi do biosyntezy ATP, w tych warunkach alkohol dostarcza kalorii zwanych "voids" bez wpływu na energię (Zakhari, 2006). Ścieżka nieutleniająca (niewielka) produkuje estry etylowe kwasów tłuszczowych w tkankach pozbawionych dehydrogenazy alkoholowej. Metabolizm alkoholu może kolidować z innymi metabolizmami z powodu wzrostu stosunku uwodornionego NAD, kiedy alkohol jest spożywany w nadmiernej ilości, obserwujemy syntezę i akumulację trójglicerydów w wątrobie, hipoglikemię, kwasicę ketonową i stres oksydacyjny. Utlenianie alkoholu odbywa się głównie drogą kataboliczną głównie w wątrobie, ale także w żołądku, trzustce i mózgu (Haseba i Ohno, 2010). Tolerancja alkoholu u dużych użytkowników wynika z adaptacji ośrodkowego układu nerwowego i zwiększenia klirensu osoczowego alkoholu. Mechanizm ten nie wynika z wyraźniejszej aktywności dehydrogenazy aldehydowej, ale z przyspieszonej mitochondrialnej reoksydacji NADH, prawdopodobnie wtórnej do indukcji aktywności ATPazy zależnej od Na-K, która oprócz degradacji adenozynotrifosforanu adenozyny stymuluje reoksydację NADH. Przewlekły alkoholizm znacznie zmniejsza metabolizm żołądka, eliminując pierwszy krok w metabolizmie alkoholu uważanego za ochronny. Metabolizm alkoholu, który różni się w zależności od poziomu i sposobu spożycia, prowadzi do znacznego zwiększenia stosunku NADH/NAD+, który jest odpowiedzialny za zmianę metabolizmu pośredniego. Jego wpływ na alkoholizm zależy od polimorfizmu genetycznego. (Dali-Youcef i Schlienger, 2012).

1.2.2.2. Definicja i rozpowszechnienie alkoholizmu

Światowa Organizacja Zdrowia uznaje alkoholizm za chorobę i definiuje go jako "zaburzenia psychiczne i zaburzenia zachowania" związane z częstym spożywaniem alkoholu etylowego. Alkohol jest substancją psychoaktywną, która powoduje tę zależność, ale jest również substancją toksyczną, która wywołuje negatywne skutki dla zdrowia. Uzależnienie od alkoholu jest przyczyną szkód fizycznych, psychicznych i społecznych. Stężenie alkoholu etylowego różni się w zależności od napoju i ewentualnie jego rozcieńczenia (Taylor *i in.* , 2012; WHO, 2016). Ludzie piją dla towarzystwa, świętowania i relaksu, ponieważ alkohol często ma znaczący wpływ, który różni się w zależności od osoby, w zależności od różnych czynników, takich jak ilość, częstotliwość, wiek, stan zdrowia i antykidentów. Chociaż picie alkoholu niekoniecznie jest problemem, to jednak zbyt duże jego spożycie może spowodować szereg konsekwencji i zwiększyć ryzyko wystąpienia różnych problemów. Osoby, które piją zbyt dużo przez dłuższy czas, mogą odczuwać długofalowe skutki picia alkoholu, takie jak zaburzenia alkoholizmu, problemy zdrowotne, zwiększone ryzyko wystąpienia niektórych chorób nowotworowych i kardiometabolicznych (WHO, 2016). Zgodnie z tą samą logiką co Mabchour *et al.* (2015) w swoich badaniach nad otyłością w Beninie wykazali, że spożycie alkoholu i palenie tytoniu są związane z CMR. Ale Fezeu *i in.* (2008) pokazali, że rozpowszechnienie spożycia alkoholu zależy od miejsca zamieszkania, płci i poziomu wykształcenia.

W 2012 r., według Światowego Raportu WHO na temat chorób niezakaźnych, 3,3 mln zgonów było spowodowanych alkoholizmem, gdzie 5,9% całkowitej śmiertelności było bezpośrednio lub pośrednio wywołane przez patologie takie jak rak, choroby układu krążenia, zaburzenia trawienia, cukrzyca ... (WHO 2014). Według tego samego raportu WHO, średnia ilość alkoholu spożytego na osobę w wieku 17 lat i więcej rocznie została oszacowana w 2010 r. na 6,2 litra lub około

13,5 g na osobę dziennie. Częstość występowania nadmiernego ostrego picia (≥ 60g jednorazowo) wynosiła 5,7% w Afryce i była wyższa w Kamerunie, a całkowita częstość występowania wynosiła 8,6% (WHO, 2014). Fundacja Kamerunskiego Serca stwierdziła w roku 2016, że 80% dorosłej ludności Kamerunu nadużywa alkoholu. WHO dzieli alkoholizm na dwie grupy - ostry alkoholizm, który przejawia się w sporadycznym spożyciu, mniej lub bardziej intensywnym, i który na ogół nie wiąże się ze zjawiskiem uzależnienia. Przewlekły alkoholizm odpowiadający powtarzającemu się, nadmiernemu i regularnemu spożywaniu powyżej limitów toksyczności (dwie do trzech standardowych szklanek dziennie). Oprócz spożywania 30 g alkoholu dziennie u mężczyzn, wzrasta ryzyko globalnej śmiertelności i śmiertelności naczyniowo-mózgowej. A te efekty są akcentowane u osób zagrożonych, czyli w przypadku otyłości, nadciśnienia, cukrzycy, dyslipidemii z hipertriglicerydemią. Bez względu na charakter napoju alkoholowego (wino, piwo lub mocne alkohole), efekt nadciśnienia jest identyczny od momentu podania tej samej dawki etanolu (INPES, 2007).

1.2.2.3. Konsekwencje i zapobieganie alkoholizmowi

Wydaje się, że uzależnienie od alkoholu powoduje zaburzenie języka w stopniu, w jakim modyfikowane są warunki rozmowy (Parker *i in.*, 2008). Zajmując się problemem z jednostką, otoczenie może pomóc w szybszym doprowadzeniu go do podejścia do opieki. Ponieważ choroba jest przewlekła, nie jest to kwestia "uzdrowienia", ale raczej "powrotu do zdrowia" (Bucknam, 2007). W badaniu przeprowadzonym przez Pillai *i in.* (2012) stwierdzono, że niski standard życia i niskie wykształcenie są związane z wysokim spożyciem alkoholu. Również wiek, stan cywilny i miejsce zamieszkania na obszarach wiejskich wiążą się z dużą częstotliwością spożywania alkoholu. Większość danych epidemiologicznych wskazuje, że umiarkowane i regularne spożywanie alkoholu jest związane ze zmniejszeniem ogólnego ryzyka wystąpienia chorób układu krążenia. To zmniejszenie ryzyka wynika przede wszystkim z korzystnego wpływu alkoholu w umiarkowanej dawce na lipoproteiny i czynniki krzepnięcia, chociaż nie można wyeliminować innych czynników stylu życia. Ciężkie picie wiąże się ze wzrostem ciśnienia krwi. W świetle aktualnych danych, na przykład u osób z nadciśnieniem, zaleca się zaprzestanie spożywania alkoholu. Z punktu widzenia zdrowia publicznego właściwe jest systematyczne doradzanie w celu ograniczenia spożycia alkoholu. Spożycie alkoholu nie może przekraczać równowartości 2 kieliszków wina o pojemności 10 cl lub 2 piw o pojemności 25 cl lub 6 cl silnego alkoholu dziennie. Umiarkowane i regularne spożywanie do 10-20 g/dzień wiąże się z mniejszym ryzykiem rozwoju chorób układu krążenia. Ponadto, przy identycznej średniej dziennej konsumpcji, regularna konsumpcja byłaby lepsza niż okazjonalna konsumpcja większych ilości (Inserm, 2010). Chiadak *i in.* (2016) przeprowadzili pilotażowe badanie 191 osób w Kamerunie na temat czynników CVR na północy i południu; w ocenie stwierdzono, że ryzyko jest podobne w obu regionach, ale wysoka częstość występowania otyłości w części południowej wynikałaby z regularnego i nadmiernego spożycia alkoholu.

Edukacja, regulacja reklamy, ale także wzrost cen napojów alkoholowych to sposoby na zmniejszenie ogólnego spożycia alkoholu. Istnieje silna korelacja między uzależnieniem od alkoholu a uzależnieniem od palenia (85-90% alkoholików to palacze). Picie sprawia, że chce się palić, a stymulacja mózgu alkoholem jest niższa niż ta związana z wchłanianiem nikotyny, a niska stymulacja wywołuje zachciankę do coraz większego palenia (Anderson *i in.* , 2009).

1.3. Styl życia jako czynnik ryzyka kardiometabolicznego

1.3.1. Aktywność fizyczna

Aktywność fizyczną można zdefiniować jako ruch ciała wytwarzany przez skurcze mięśni szkieletowych, które wymagają wydatkowania energii poprzez stopniowe wytwarzanie korzyści zdrowotnych dla jednostki. Obejmuje on czynności związane z codziennym życiem, dobrze zorganizowanym wypoczynkiem oraz zawodami związanymi z pracą. Ćwiczenia przez co najmniej 30 minut dziennie pomagają chronić przed zawałem serca lub udarem (Gitahi, 2006). Ćwiczenie fizyczne oznacza każdą aktywność fizyczną lub ruch, taki jak chodzenie, praca w ogrodzie, zabawa z dziećmi, wchodzenie po schodach zamiast po windzie, chodzenie do pracy na piechotę ... (WHO, 2017).

Praktyka regularnej aktywności fizycznej jest uważana za jeden z ważnych wyznaczników stanu zdrowia, i to w każdym wieku. Stan zdrowia jest rozumiany we wszystkich jego odmianach, a w szczególności jako stan dobrego samopoczucia fizycznego, psychicznego i społecznego, który można ocenić za pomocą wskaźników jakości życia związanych ze zdrowiem. Promocja aktywności fizycznej jest obecnie uwzględniona w zaleceniach programów zdrowia publicznego (Emo, 2004). Ćwiczenia fizyczne zmniejszają ryzyko zawału serca i udaru mózgu. W rzeczywistości, pomaga obniżyć poziom glukozy we krwi, lipidów, ciśnienia krwi, zwiększa stężenie tlenu w organizmie, powoduje utratę wagi, zmniejsza stres, wzmacnia serce, zmniejsza mięśnie, kości i poprawia krążenie krwi (WHO, 2013).

Jednakże strategia walki z otyłością i jej powikłaniami poprzez ćwiczenia fizyczne pozostaje mniej kosztowna i bardziej odpowiednia. Rzeczywiście, regularne ćwiczenia fizyczne okazały się skuteczną strategią w zapobieganiu czynnikom ryzyka sercowo-naczyniowego związanym z zespołem metabolicznym, a także w poprawie jakości życia pacjentów (Gill i Malkova, 2006). Korzystne efekty regularnych ćwiczeń fizycznych są podobne u osób otyłych i nie otyłych (Esser *i in.* , 2010). Gitahi (2006) wykazał, że poziom aktywności fizycznej wśród osób w wieku od 30 do 60 lat, niezależnie od intensywności, był istotnie wyższy w populacji wiejskiej niż miejskiej, co wynika głównie ze sposobu poruszania się w obu grupach (pojazdy silnikowe w mieście i chodzenie po obszarach wiejskich). Ponadto aktywność fizyczna obejmuje zajęcia rekreacyjne, podróże (np. piesze lub rowerowe), zajęcia zawodowe, prace domowe, zabawy, sport lub planowane ćwiczenia, w codziennym kontekście rodzinnym lub społecznym. Dorośli w wieku od 18 do 64 lat powinni być aktywni fizycznie przez co najmniej 30 minut w tygodniu, co najmniej 150 minut umiarkowanej aktywności wytrzymałościowej lub co najmniej 75 minut aktywności wytrzymałościowej o intensywności lub równoważnej kombinacji aktywności o umiarkowanej i stałej intensywności (WHO, 2017). Ogólnie rzecz biorąc, istnieją dowody sugerujące, że w porównaniu z bardziej siedzącymi dorosłymi mężczyznami i kobietami, bardziej aktywne osoby mają niższe wskaźniki śmiertelności z przyczyn ogólnych (choroba wieńcowa, nadciśnienie tętnicze, udar mózgu, T2D, MetS, rak okrężnicy lub piersi i depresja) i są bardziej skłonne do utrzymania wagi, masy ciała i rozmieszczenia tkanek (WHO, 2017).

Ponadto u otyłej młodzieży stwierdzono, że nadwaga nie jest skorelowana z poborem energii, ale raczej z czasem spędzonym przed ekranem (Deheeger *i in., 1997*, Maffeis *i in.,* 1997). Ryzyko otyłości spada o 10% na godzinę aktywności fizycznej w ciągu dnia, a wzrasta o 12% na godzinę spędzoną w telewizji (Ebbeling *i in.,* 2002). Inne badania wykazały, że zarówno siedzący tryb życia, jak i niska wydolność sercowo-oddechowa, są związane z pogorszeniem niektórych markerów CVR, takich jak parametry lipidowe (cholesterol całkowity i trójglicerydy), niezależnie od całkowitej adipozycyjności (Kościół 2002, Colbert 2004).

1.3.2. Sedencyjny styl życia

Osiadły tryb życia staje się coraz bardziej popularny ze względu na coraz bardziej komfortowe warunki życia (klimatyzacja, transport...) oraz rozwój "pasywnych" form spędzania wolnego czasu (telewizja, gry wideo...). W rzeczywistości, siedzący tryb życia jest przyczyną braku równowagi w bilansie energetycznym, ponieważ prowadzi do zmniejszenia dziennego wydatku energii. Wyraźnie wykazano, że rozwój otyłości przebiega równolegle ze spadkiem aktywności fizycznej i siedzącego trybu życia. W dużej liczbie badań przekrojowych stwierdzono negatywny związek między poziomem aktywności fizycznej a otyłością (Baillot, 2010). Mówi również, że aktywność fizyczna może potencjalnie zmniejszyć przyrost masy ciała bez faktycznego zapobiegania mu. Nadwaga często wiąże się z bardziej siedzącym trybem życia, dlatego regularna aktywność fizyczna powinna być częścią każdej strategii zarządzania zapobiegawczego lub terapeutycznego w celu poprawy ogólnego stanu zdrowia (Haskell *i in.* , 2007).

Na całym świecie w 2010 r. 20% osób dorosłych na świecie wykazywało nieregularną aktywność fizyczną poniżej standardów zalecanych przez WHO (co najmniej 150 minut umiarkowanej aktywności fizycznej lub 75 minut intensywnej aktywności na tydzień, co odpowiada co najmniej 600 MET/minutom) (WHO 2014). Według tych samych międzynarodowych statystyk około 3,2 mln zgonów wynikało z braku aktywności fizycznej. Tak więc Ewané *i in.*, (2012) wśród studentów obojga płci na Uniwersytecie w Douala znaleźli silną korelację między czasem spędzonym w telewizji incydentalnej a obecnością czynników CVR faktycznie spowodowaną spadkiem aktywności fizycznej. Zauważyli oni również silny związek między czynnikami socjodemograficznymi a występowaniem CMR. Ponadto Dandji (2009) w swojej pracy wykazał, że wysiłek fizyczny, w połączeniu ze spożyciem wybielonego mleka sojowego u otyłych szczurów albinosów, pozwolił na wzmożenie normalizacji parametrów biochemicznych i biometrycznych poprzez skuteczne zwalczanie otyłości i jej skutków. Osoby otyłe ćwiczące regularnie miałyby niższe ciśnienie krwi, lepszy profil lipidowy, niższy poziom trzewnej tkanki tłuszczowej, lepszą funkcję serca i śródbłonka, zmniejszając ryzyko śmiertelności z powodu chorób układu krążenia w porównaniu z osobami siedzącymi (Katzmarzyk *i in.* 2004; Ford i Li 2006). Profilaktyka, a nawet zarządzanie tymi patologiami metabolicznymi poprzez regularną aktywność fizyczną i właściwe odżywianie jest zdecydowanie zalecane, ponieważ kilka opublikowanych badań potwierdza związek pomiędzy odżywianiem, aktywnością fizyczną i pojawianiem się chorób przewlekłych, takich jak otyłość (Benjelloun, 2002).

1.3.3. Stres oksydacyjny

Stres oksydacyjny jest wspólnym punktem wszystkich zagrożeń związanych z CMR. Większości chorób przewlekłych można zapobiec poprzez proste działania w zakresie stylu życia. Stres oksydacyjny jest przyczyną, a także konsekwencją wielu patologii układu krążenia, nowotworów, przewlekłych chorób zakaźnych i neurodegeneracyjnych (WHO, 2009).

Stres oksydacyjny jest agresją, utlenianiem składników ciała z powodu nadmiaru szczególnie szkodliwych molekuł, które nazywamy wolnymi rodnikami i pochodzą z tlenu, którym oddychamy, aby żyć. To utlenianie denaturuje białka, lipidy, cukry, a nawet DNA, a w konsekwencji niszczy błony komórkowe i komórki. Istnieje kilka markerów obecności stresu oksydacyjnego, które działają w synergii z pewnymi składnikami organizmu i są w większości przypadków czynnikiem ryzyka sercowo-naczyniowego. Należą do nich: peroksydaza glutationowa, kwas moczowy, utlenione LDL, nadtlenki lipidowe, mieloperoksydaza, homocysteina, przeciwciała przeciwko utlenionym LDL (IRS, 2011; Pincemail *i in.* , 2007).

Większość przewlekłych, postępujących chorób, takich jak zapalne choroby reumatyczne, przewlekłe choroby zapalne układu pokarmowego, choroby oskrzelowo-płucne, choroby skóry, cukrzyca, ChUK i przewlekłe choroby wirusowe, towarzyszy czasem ważny stres oksydacyjny. Poza klasycznymi przyczynami stresu oksydacyjnego, takimi jak palenie tytoniu, alkohol, słońce, zanieczyszczenia i intensywne uprawianie sportu, stres psychospołeczny wydaje się być jedną z głównych przyczyn stresu oksydacyjnego u osób pozornie zdrowych. Jedynym sposobem, aby dowiedzieć się, czy istnieje lub nie stres oksydacyjny, jest przeprowadzenie badania krwi na stres oksydacyjny (Magon *i in.* , 2009).

Zaangażowanie stresu oksydacyjnego w ChUK jest jednym z najlepiej udokumentowanych tematów w literaturze naukowej. Madamanchi *i wsp.* (2005) wykazali, że stres oksydacyjny odgrywa główną rolę w rozwoju ChUK. Rzeczywiście, różne czynniki ryzyka sercowo-naczyniowego (palenie tytoniu, nadciśnienie, otyłość, nadmiar cholesterolu ...) powodują produkcję wolnych rodników przez komórki ściany naczyniowej i przez białe krwinki.

1.3.4. Poziom społeczno-gospodarczy i demograficzny

Kraje afrykańskie przechodzące transformację gospodarczą, społeczną i kulturową są coraz bardziej zurbanizowane, co prowadzi do zmian w stylu życia i stylu życia; transformacja ta musi uwzględniać pojawienie się chorób związanych z nadwagą. Potrzebne są połączone wysiłki w celu promowania edukacji żywieniowej i świadomości w zakresie aktywności fizycznej. Zmiany te charakteryzują się rosnącą konsumpcją fast foodów i produktów uprzemysłowionych. Zmiany w marokańskich zwyczajach żywieniowych miały bezpośredni wpływ na cechy antropometryczne osób (Aboussaleh *i in.* , 2015).

Czynniki demograficzne i społeczno-gospodarcze są głównymi determinantami zdrowia. Wraz ze spadkiem dzietności, wzrostem dochodów, starzeniem się społeczeństw i urbanizacją oraz zmianą wzorców epidemiologicznych, a także wzrostem obciążenia chorobami niezakaźnymi, wypadkami i innymi przyczynami zewnętrznymi. Podnoszenie poziomu edukacji, zwłaszcza kobiet, ma również duży wpływ na korzystanie z opieki zdrowotnej i stan zdrowia. Mimo to liczba ludności na świecie nadal rośnie, ale w wolniejszym tempie niż w poprzedniej dekadzie. Sobngwi *et al.* (2001) i WHO (2011) szacują, że liczba osób na obszarach miejskich szacowana na 32 miliony w 1950 roku wzrośnie do 857 milionów w 2025 roku, a jeśli do 2030 roku nie zostaną podjęte żadne działania, prawie 23,6 miliona osób umrze na chorobę kardiometaboliczną i pozostanie pierwszym zabójcą wszystkich przyczyn śmierci na świecie. Średnia stopa wzrostu liczby ludności wynosiła 1,3% w latach 1997-2007, w porównaniu z 1,6% w latach 1987-1997. Tempo wzrostu liczby ludności jest czasami bardzo zróżnicowane w zależności od regionu. W Afryce jest on ponad dziesięciokrotnie wyższy niż w regionie europejskim, w którym kilka krajów obserwuje rzeczywisty spadek liczby ludności. Regiony o wysokiej stopie wzrostu mają zazwyczaj młodą populację. W regionie Afryki 43% ludności nie przekroczyło 15 lat, w porównaniu z zaledwie 18% w regionie europejskim i 28% na świecie (WHO, 2009).

Badanie przeprowadzone przez Sobngwi *i wsp.* (2004) wykazało związek między narażeniem na miejski styl życia, BMI, ciśnieniem krwi i poziomem glukozy we krwi. Rzeczywiście, ten związek między narażeniem na środowisko miejskie a otyłością lub cukrzycą, ale nie z nadciśnieniem, jest niezależny od kategorii społeczno-zawodowej i obecnego miejsca zamieszkania badanej populacji. Ponadto, Mabchour *i in.* (2015) wykazali, że status społeczno-ekonomiczny, spożycie alkoholu i palenie tytoniu są związane z CMR, ale nie z profilem żywieniowym. Wykazały one również, że otyłość brzuszna jest powiązana z innymi biomarkerami CMR, co nie ma wpływu na zmienne statusu społeczno-ekonomicznego i stylu życia. Ale ten poziom społeczno-ekonomiczny i styl życia wpływa na CMR, ale nie na związek między otyłością brzuszną a innymi biomarkerami CMR. Autorzy ci zwracają również uwagę, że w krajach uprzemysłowionych wysoki poziom społeczno-ekonomiczny jest negatywnie kojarzony z otyłością, podczas gdy w krajach o niskim i średnim dochodzie relacja ta jest stopniowo odwracana, aby przejść do niskich warstw społeczno-ekonomicznych. W tym samym duchu Etoundi *i wsp.* (2001) w swoich badaniach nad otyłością, nadciśnieniem i cukrzycą w zachodnim Kamerunie pokazali, że

33,33% wiejskich kobiet było otyłych, ale że wskaźniki nadciśnienia i cukrzycy były bardzo niskie z powodu codziennej aktywności wiejskiej.

1.4. Zaburzenia metaboliczne jako czynniki ryzyka kardiometabolicznego

Ryzyko kardiometaboliczne obejmuje wszystkie czynniki ryzyka chorób układu krążenia i T2D, w tym zarówno tradycyjne, jak i powstające czynniki ryzyka (Lavoie, 2012). Te choroby niezakaźne, takie jak choroby serca, udar mózgu, rak, przewlekłe choroby układu oddechowego i cukrzyca, są główną przyczyną zgonów na świecie. Ta niewidzialna epidemia jest niedocenianą przyczyną ubóstwa i hamuje rozwój gospodarczy wielu krajów. Zwiększa się obciążenie, wzrasta liczba osób, rodzin i społeczności, których to dotyczy. Główne czynniki ryzyka, które można modyfikować, leżą u podstaw głównych chorób niezakaźnych. Należą do nich tytoń, szkodliwe używanie alkoholu, niezdrowa dieta, słaba aktywność fizyczna, nadwaga, otyłość, nadciśnienie, wysoki poziom cukru we krwi i wysoki poziom cholesterolu. Zagrożenie chorobami niezakaźnymi można przezwyciężyć dzięki istniejącej wiedzy, a wszechstronne i zintegrowane działania rządów na szczeblu krajowym są sposobem na osiągnięcie sukcesu (WHO, 2017). Choroby niezakaźne, po tym jak dotkną kraje rozwinięte i uprzemysłowione, będą po 2020 roku stanowić poważny problem zdrowia publicznego w Afryce Subsaharyjskiej (WHO, 2000).

Ryzyko kardiometaboliczne łączy w sobie kilka czynników ryzyka, które mogą prowadzić, w mniej lub bardziej długoterminowej perspektywie, do T2D i/lub CVD. Obecnie choroby sercowo-naczyniowe są jedną z głównych przyczyn zgonów w krajach uprzemysłowionych, prawdopodobnie z powodu wzrostu częstości występowania różnych czynników ryzyka sercowo-naczyniowego, takich jak otyłość brzuszna, insulinooporność, dyslipidemia i nadciśnienie tętnicze. W przypadku braku konkretnych działań wzrosną koszty ludzkie, społeczne i gospodarcze chorób niezakaźnych, a zdolność państw do reagowania na nie będzie przytłaczająca (WHO, 2014).

1.4.1. Otyłośćy

1.4.1.1. Definicja otyłościy

Otyłość można zdefiniować jako nadmiar tkanki tłuszczowej. Ten nadmiar zwiększa ryzyko różnych chorób i zwiększa ryzyko przedwczesnej śmierci. Dokładne obliczenie zawartości tłuszczu w organizmie wymaga skomplikowanej technologii. Otyłość jest spowodowana zbyt dużym poborem energii w porównaniu z ilością energii zużytej w długim okresie czasu. Proste zasady pozwalają jednak na dobre zbliżenie. Wśród nich pojawił się wskaźnik masy ciała

(BMI). BMI ocenia zależność między wagą a wysokością: oblicza się ją poprzez pomiar wagi w kilogramach podzielonej przez wysokość w metrach kwadratowych. Ta patologia jest również diagnozowana poprzez pomiar obwodu talii (WC). WHO zdefiniowała nadwagę, odpowiadającą BMI między 25 a 30 kg/m2; otyłość, odpowiadającą BMI między 30 a 40 kg/m2; oraz otyłość chorobliwą, gdy BMI przekracza 40 kg/m2. Obwód w talii powinien być mniejszy niż 102 cm u mężczyzn i 85 cm u kobiet (WHO, 2016).

1.4.1.2. Przewaga

W ciągu ostatnich 20 lat częstość występowania otyłości wzrosła tylko w krajach uprzemysłowionych i nieprzemysłowionych. Obecnie szacuje się, że na świecie jest ponad 500 milionów osób z nadwagą i ponad 300 milionów otyłych dorosłych. W Stanach Zjednoczonych około 65% populacji (110 milionów dorosłych w wieku od 20 do 74 lat) to osoby z nadwagą lub otyłe. W Europie 15 % mężczyzn i 20 % kobiet jest otyłych (WHO, 2016). Afryka jest obecnie najszybciej rozwijającym się kontynentem miejskim na świecie, z tempem wzrostu wynoszącym 4,5% rocznie, w przeciwieństwie do krajów rozwiniętych, gdzie otyłość uznawana jest za problem zdrowia publicznego, Afrykańczycy nie są jeszcze świadomi szkodliwego charakteru nadwagi. Dla niektórych populacji afrykańskich nadwaga jest nadal uważana za oznakę dobrego stanu zdrowia i bogactwa (WHO, 2015). Podczas gdy ta plaga uderza zasadniczo w bogate narody, kraje wschodzące są również uderzane z pełną siłą. Na kontynencie tym najbardziej dotknięte są Libia i Republika Południowej Afryki (Jeune Afrique, 2014).

W Afryce Subsaharyjskiej, podobnie jak w większości części świata, wskaźniki otyłości rosną wykładniczo. Podczas gdy wskaźniki otyłości w Afryce Subsaharyjskiej są nadal w większości przypadków bardzo niskie według standardów światowych, oczekuje się, że w ciągu następnych dwóch dekad gwałtownie wzrosną, wraz z postępującą urbanizacją i rozwojem. Eksperci medyczni niepokoją się wzrostem zachorowań na choroby związane z otyłością, takie jak zawał serca, udar mózgu, nadciśnienie i T2D.

Otyłość rośnie w populacji. W latach 1980-2014 globalna przewaga otyłości na świecie podwoiła się. Szacuje się, że w 2014 r. odsetek ten wyniósł 11% dla mężczyzn i 15% dla kobiet, a 39% osób dorosłych z nadwagą (nadwaga lub otyłość). Około 3,4 miliona zgonów spowodowanych jest otyłością. Otyłość zwiększa ryzyko zachorowania na cukrzycę, nadciśnienie i CVD. Region USA ma najwyższy wskaźnik występowania otyłości (27%), a południowo-wschodnia

Azja najniższy (5%). W Afryce Subsaharyjskiej RPA, najbardziej rozwiniętym kraju, jest 61% otyłych dorosłych (Auzias i Labourdette, 2014).

W Kamerunie, w niedawnej publikacji WHO (2016) wskazano, że 9,6% Kameruńczyków cierpi na otyłość. Fezeu *i in.* (2008) pokazali również, że urbanizacja z właścicielami pojazdów i coraz większe zakupy telewizorów przyczyniły się do wzrostu liczby ludności otyłej. Inni zwracają uwagę, że otyłość jest postrzegana jako oznaka dobrego samopoczucia i wskaźnik wysokiego statusu społeczno-ekonomicznego, a pozamałżeński przyrost masy ciała był pozytywnym objawem dobrej troski o mężczyznę ze strony jego żony. Bita *i in.* (2012) w badaniu epidemiologicznym nad otyłością w miejscu pracy w Douala-Cameroon stwierdzili występowanie 23,4% otyłości w populacji 552 pracowników i 49,1% osób z nadwagą, stwierdzając, że najbardziej dotknięte były osoby w wieku 45 lat i powyżej. Przyczyną jest nadmierne spożycie alkoholu i dieta o wysokiej zawartości sodu. Podobnie, Choukem *i in.*, (2017) znaleźli w Douala wśród dzieci w wieku od 3 do 13 lat stosunek wagi do otyłości wynoszący 12,5%, głównie z powodu słodkiej żywności i ograniczonych możliwości przemieszczania się.

1.4.1.3. Przyczyny i skutki otyłości

Kiedy organizm otrzymuje więcej niż wydaje, przechowuje część pobranej dawki, jak tłuszcz w tkance tłuszczowej. Jednak metabolizm, bardzo różny u poszczególnych osób, odgrywa ważną rolę i dlatego niektóre osoby staną się bardziej otyłe niż inne. Z drugiej strony, niektórzy badacze uważają, że otyłość jest tylko widoczną manifestacją zespołu metabolicznego. Istnieje wiele przyczyn, takich jak zaburzenia odżywiania, nadmierna konsumpcja, niedożywienie, alkohol, siedzący tryb życia i czynniki dziedziczne. Nadmierne spożywanie napojów alkoholowych, zwłaszcza tych o wysokiej zawartości cukrów (słodkie koktajle, słodkie wina, piwa), jest skorelowane z otyłością. Określono odpowiedzialne geny, obejmujące produkcję przez adipocyty leptyny, hormonu działającego na ośrodkowy układ nerwowy w zakresie kontroli apetytu i wydatków na energię (Janssen *i in.* , 2005).

Osoba cierpiąca na otyłość jest narażona na kilka rodzajów ryzyka. Śmiertelność wzrasta, gdy tylko wskaźnik masy ciała przekroczy 25 kg/m2 , a oczekiwana długość życia spada, gdy wskaźnik ten jest wysoki (Berrington *i in.*, 2010); spadek ten szacowany jest na 8 lat dla wielkiej otyłości. Optymalnym poziomem byłby wskaźnik od 22,5 do 25 kg/m2. Poniżej tego progu, śmiertelność również znacznie by wzrosła. Cukrzyca pojawia się w okresie dojrzewania u pacjentów otyłych i z nadciśnieniem tętniczym. Występowanie niektórych nowotworów jest skorelowane z indeksem masy ciała (Grover *i in.*, 2014).

1.4.1.4. Zapobieganie i leczenie

Otyłość jest problemem, który jest leczony w perspektywie średnio- i długookresowej, przy zastosowaniu monitoringu medycznego, a nawet psychologicznego. Monitoring medyczny i psychologiczny ma na celu monitorowanie otyłości i jej powikłań, aby nie ulegały one pogorszeniu. Otyłości można w dużej mierze uniknąć poprzez zrównoważenie jej poboru energii w celu utrzymania normalnej wagi. Na wszelki wypadek regularna dieta, oparta na przestrzeganiu czasu posiłków, pozwala na lepszą kontrolę nad tym, co można spożywać. Dziś organizowanych jest wiele debat na temat sprzedaży fast foodów, automatów z napojami w szkołach i uczelniach, aby zmniejszyć ich konsumpcję poprzez zapobieganie otyłości (Grover *i in.*, 2014).

Zabiegi te mają na celu, w zasadzie, ograniczenie kaloryczności w celu uzyskania redukcji wagi. Wśród stosowanych środków znajdują się: dieta, aktywność fizyczna i styl życia. Aktywność fizyczna, bez żadnych ograniczeń kalorycznych, sama w sobie pozwala na umiarkowane zmniejszenie wagi. Powiązanie aktywności fizycznej z dietą jest bardziej skuteczne niż każdy z elementów przyjmowanych oddzielnie. Konieczne jest zachęcanie do regularnej aktywności fizycznej. Ta ostatnia pozwala na utrzymanie w dłuższej perspektywie czasu utraty wagi. Wykazano, że aktywne wsparcie terapii behawioralnej poprawia skuteczność działań dietetycznych w porównaniu z grupami bez terapii (Foster *i in.*, 2005). Bilans terapii farmakologicznych na otyłość nie jest zbyt dobry. Wszystkie leki promowane w ostatnich dziesięcioleciach zostały opisane jako przełomowe, ale wszystkie zostały rozczarowane głównie z powodu ich skutków ubocznych. Żaden z tych leków nie jest lepszy od drugiego. Muszą one być przyjmowane przez co najmniej kilka lat, a ich zaprzestanie często powoduje powrót do wagi; niektóre z nich zmniejszają różne czynniki ryzyka sercowo-naczyniowego (Li i Cheung, 2011). Inne metody, takie jak chirurgia bariatryczna, mają na celu ograniczenie wchłaniania pokarmu, zmniejszając w rzeczywistości dzienne spożycie kalorii. Pierścień żołądkowy zmniejsza spożycie pokarmu, a gastroplastyka ma na celu zmniejszenie wielkości żołądka poprzez usunięcie porcji, tak aby zmniejszyć spożycie pokarmu, ale również produkcję hormonu wydzielanego przez żołądek, który powoduje uczucie głodu, gdy żołądek jest pusty (tempo tego hormonu wzrasta, gdy żołądek jest pusty i zmniejsza się po posiłku). Elektryczna stymulacja nerwu błędnego pomaga zmniejszyć uczucie głodu, co prowadzi do utraty wagi (Cawley i Meyerhoefer, 2012).

1.4.2. Hypertension

Nadciśnienie, czyli wysokie ciśnienie krwi, jest chorobą naczyń krwionośnych, które stale mają wysokie ciśnienie krwi, co może je uszkodzić. Ilekroć serce bije, wysyła krew do naczyń, które są transportowane do wszystkich części ciała. Ciśnienie krwi jest tworzone przez ciśnienie krwi na ścianach naczyń krwionośnych (tętnic), podczas gdy serce wydala je. Im wyższe jest ciśnienie, tym bardziej serce musi pompować krew. Większość osób z nadciśnieniem nie ma żadnych objawów. Z tego powodu mówimy o "cichym zabójcy". Nadciśnienie tętnicze, które w Afryce wynosi ponad 40%, i wynikające z niego powikłania, takie jak udar mózgu, niewydolność serca i niewydolność nerek, są jedną z głównych przyczyn śmierci. Słusznie uważa się ją za główny problem zdrowia publicznego w większości krajów afrykańskich. Uważa się, że wiele z tych zmian wynika ze zmian w stylu życia, zachowań ryzykownych, diety, postaw kulturowych i innych konsekwencji szybkiej urbanizacji i trendów demograficznych. Środki profilaktyczne i terapeutyczne w zakresie chorób układu krążenia wymagają budżetów, które wykraczają poza środki obecnie dostępne dla wielu krajów Afryki Subsaharyjskiej (Nicholls *i in.*, 2010).

1.4.2.1. Częstość występowania i objawy

Wysokie ciśnienie krwi było przyczyną około 9,4 mln zgonów (7% całkowitej śmiertelności) w 2010 r., przy ogólnej częstości występowania wynoszącej 24% na całym świecie. W Afryce ponad 40% osób dorosłych w wielu krajach jest zgłaszanych jako nadciśnieniowe i niezdiagnozowane (WHO, 2012). Według Cameroon Heart Foundation statystyki dotyczące nadciśnienia w Kamerunie są niepokojące, ponad 37% dorosłej populacji cierpi na nadciśnienie, a choroba ta z jej powikłaniami powoduje 17,000 zgonów rocznie. Według specjalistów, najczęściej jest bezobjawowy. Ewoluuje bez hałasu i bez szczególnych znaków, z wyjątkiem tych, którzy już ogłaszają komplikacje. Jedynym sposobem na zdiagnozowanie nadciśnienia jest pomiar ciśnienia krwi. Objawy niespecyficzne są już, najczęściej, świadectwem cierpienia niektórych narządów docelowych. Najczęstsze są zmęczenie, bóle głowy, krwotoki z nosa i szumy uszne. Mogą wystąpić również kołatania serca, dyskomfort w klatce piersiowej lub zaburzenia równowagi. Eclampsia stała się trzecią wiodącą przyczyną zgonów wśród kobiet w ciąży w kraju (FCC, 2016).

Wysoka częstość występowania nadciśnienia jest częściowo spowodowana nadmiernym spożyciem sodu w niektórych populacjach. Całkowite średnie zużycie szacuje się na około 10 g dziennie. Poziomy spożycia soli (badanie żywieniowe, dawkowanie moczu) nie są znane we wszystkich populacjach lub ich odpowiedź na nadmierną dawkę soli. Jednak obecne dane w innych krajach sugerują, że interwencje mające na celu zmniejszenie spożycia sodu okazały się już skuteczne w innych obszarach. Kilka organizmów (tabela II) określa próg diagnostyczny dla skurczowego i rozkurczowego ciśnienia tętniczego krwi o wartości normalnej 140/90 mmHg (Arguedas *i in.*, 2009).

StolikI: Wartości graniczne dla różnych poziomów nadciśnienia.

	Ciśnienie skurczowe	**Ciśnienie rozkurczowe**
Poważne HTA	> 180 mmHg	> 110 mmHg
Etap 2 HTA	> 160 mmHg	> 100 mmHg
Etap 1 HTA	> 140 i ≤ 159 mmHg	> 90 i ≤ 99 mmHg
Normalny	< 140 mmHg	< 90 mmHg

1.4.2.2. Przyczyny i skutki nadciśnienia tętniczego

Ciśnienie krwi wzrasta z wiekiem i ten wzrost jest ciągły dla skurczowego, natomiast rozkurczowe obniża się po latach sześćdziesiątych, prawdopodobnie przez mechanizm usztywnienia tętnic. I tak, mniej niż 2% osób poniżej 20 roku życia ma nadciśnienie, a po 60 latach jest ich ponad 40%. Istnieje genetyczny determinizm istotnego nadciśnienia, którego złożony charakter został podkreślony. Przed menopauzą, żeńskie hormony są czynnikiem ochronnym przed ryzykiem sercowo-naczyniowym. Po menopauzie, krzywa ryzyka sercowo-naczyniowego kobiet stopniowo zbiega się z krzywą ryzyka mężczyzn w podobnym wieku i wielkości ciała (WHO, 2015).

Konsekwencje zdrowotne nadciśnienia mogą być pogłębione przez inne czynniki, które zwiększają ryzyko zawału serca, udaru mózgu i niewydolności nerek. Do czynników tych należą: palenie tytoniu, niewłaściwa dieta, szkodliwe spożycie alkoholu, brak aktywności fizycznej, narażenie na stały stres, otyłość, wysoki poziom cholesterolu i cukrzyca. Osoby z wysokim ciśnieniem krwi, które mają również wysoki poziom cukru we krwi lub wysoki poziom cholesterolu, lub problemy z nerkami, są bardziej narażone na zawał serca i udar mózgu. Dlatego ważne jest regularne monitorowanie poziomu cukru we krwi, cholesterolu i albuminy w moczu (WHO, 2015).

Im wyższe jest ciśnienie krwi, tym większe jest ryzyko uszkodzenia serca i naczyń krwionośnych w organach życiowych, takich jak mózg i nerki. Jeśli pozostawione bez kontroli, nadciśnienie może prowadzić do zawału serca i jego powiększenia, prowadząc do niewydolności serca. W naczyniach krwionośnych mogą powstawać wybrzuszenia (aneuvryzy) i słabe punkty, które sprzyjają ich blokowaniu i pękaniu. Ciśnienie w naczyniach krwionośnych może powodować krwotok mózgowy i udar mózgu. Nadciśnienie może również powodować niewydolność nerek, ślepotę i zaburzenia funkcji poznawczych (WHO, 2015).

1.4.2.3. Zapobieganie i leczenie nadciśnienia tętniczego

Wszyscy dorośli powinni regularnie badać swoje ciśnienie krwi i jego wartości. Jeśli ta ostatnia jest wysoka (powyżej 140/90 mmHg), muszą oni skonsultować się z personelem medycznym. Niektórym osobom udaje się ograniczyć ciśnienie krwi poprzez zmianę stylu życia, np. zaprzestanie palenia, zdrowe odżywianie, regularne ćwiczenia fizyczne i unikanie szkodliwego spożywania alkoholu. Zmniejszenie spożycia soli może mieć również pozytywny wpływ. Dla innych, te zmiany nie są wystarczające, a przepisywanie leków jest konieczne do ograniczenia ciśnienia krwi (Georges i Jeffrey, 2012). Dorośli mogą wzmocnić leczenie poprzez przyjmowanie przepisanych leków, zmianę stylu życia i monitorowanie swojego zdrowia. Każdy może podjąć pięć konkretnych kroków w celu zminimalizowania ryzyka zachorowania na nadciśnienie i konsekwencji tej choroby, najpierw przyjmując zdrową dietę, unikając szkodliwego spożywania alkoholu, także ćwicząc przy regularnej aktywności fizycznej, wreszcie rzucając palenie i zarządzając stresem w zdrowy sposób (WHO, 2015).

W rzadkich przypadkach, w których znaleziono przyczynę, leczenie tego ostatniego może niekiedy prowadzić do wyleczenia nadciśnienia. Leczenie opiera się na zrozumieniu fizjopatologicznych mechanizmów regulacji ciśnienia krwi (Diao *i in.*, 2012). Leczenie nadciśnienia ma na celu normalizację wartości ciśnienia, aby zapobiec powikłaniom. Nie ma dowodów uzasadniających leczenie w przypadku niższych progów. Wytyczne amerykańskie stawiają ciśnienie krwi na poziomie 150/90 dla osób powyżej 60 roku życia (James *i in.*, 2014).

1.4.3. Ryzyko sercowo-naczyniowe

Główne niedziedziczne czynniki ryzyka kardiometabolicznego to niewłaściwa dieta, brak aktywności fizycznej, palenie tytoniu oraz szkodliwe spożycie alkoholu. Te czynniki ryzyka są odpowiedzialne za około 80% CMD. Skutki niezdrowej diety lub braku aktywności fizycznej mogą objawiać się nadciśnieniem, hiperglikemią, hiperlipidemią, nadwagą lub otyłością. Skutki te nazywane są zatem pośrednimi czynnikami ryzyka lub czynnikami ryzyka metabolicznego. CMD wynika z nagromadzenia tych czynników ryzyka, które prowadzą do zmian w kodzie genetycznym i metabolizmie tłuszczów w organizmie (WHO, 2011; Werner, 2005). Lozano *i wsp.* (2012) stwierdzili, że udary stanowiły 11,1% wszystkich zgonów na świecie, a koszty ekonomiczne CMD, w tym udaru, są bardzo wysokie, jak pokazano w tabeli 2.

TabelaII: Obciążenia ekonomiczne związane z ChUK, w tym udar mózgu

Wskaźniki	Dane	Lokalizacje	Referencje
Wydatki na opiekę zdrowotną związane z ChUK (szacunek matematyczny w 2010 r.)	863 mld dolarów rocznie	Świat	Bloom *et al.* (2011)
Wydatki na ochronę zdrowia związane z ChUK w 2012 r.	196 mld euro/rok	Europa	Nichols *et al.* (2012) cytowany przez Kengne *et al.* (2013)
Wydatki na opiekę zdrowotną związane z ChUK w 2010 r.	312,6 mld dolarów rocznie	USA	Go *et al.* (2014)
Wydatki na opiekę zdrowotną związane z ChUK w 2010 r.	11,6 mld dolarów rocznie	WHO Region Afryki	Bloom *et al.* (2011)

1.4.3.1.Powszechne objawy

Często zdarza się, że choroba sercowo-naczyniowa wpływająca na naczynia krwionośne nie daje żadnych objawów. Jest to czasami pierwszy objaw choroby podstawowej. Zawał może powodować ból lub dyskomfort w centralnej części klatki piersiowej, ramienia, szczęki lub pleców. Ponadto, osoba może mieć trudności z oddychaniem, może mieć problemy z oddychaniem, czuć się źle lub wymiotować, omdlewać lub pocić się (WHO, 2011).

Najczęstszym objawem udaru jest nagłe osłabienie twarzy, rąk lub nóg, najczęściej po jednej stronie ciała. Objawia się to również dezorientacją, drętwieniem twarzy, trudnościami w mówieniu lub rozumieniu mowy, trudnościami wzrokowymi, trudnościami w chodzeniu, utratą równowagi lub koordynacji (WHO, 2011). Osoby z jednym lub kilkoma z tych objawów powinny zwrócić się o natychmiastową pomoc medyczną.

1.4.3.2.Zapobieganie i leczenie

Chorobom serca i udarom można zapobiegać poprzez stosowanie zdrowej diety, regularne ćwiczenia fizyczne i unikanie narażenia na dym tytoniowy. Podejście rządowe może pomóc w ograniczeniu tych chorób poprzez kompleksowe kampanie antynikotynowe, opodatkowanie produktów spożywczych o wysokiej zawartości tłuszczu, cukru i soli, chodniki dla pieszych i ścieżki rowerowe w celu zwiększenia praktyki przez ludność (WHO, 2011).

Istnieje kilka dostępnych opcji leczenia i niedrogich leków, jeśli te osoby są zauważone wcześnie; są one rzeczywiście środki uspokajające. Po ataku serca lub udarze mózgu, ryzyko nowego zawału lub śmierci może być znacznie zmniejszone przez połączone podawanie statyn do niższego poziomu cholesterolu, leków przeciwnadciśnieniowych i aspiryny. Operacje w leczeniu chorób serca obejmują pomostowanie aortalno-wieńcowe, angioplastykę balonową, naprawę i wymianę zastawek serca, przeszczepy serca i operacje sztucznego serca (WHO, 2011).

Wszystkie te operacje są niezwykle kosztowne, stąd konieczność zwiększenia środków publicznych na profilaktykę i kontrolę chorób układu krążenia poprzez programy krajowe. Globalny koszt chorób niezakaźnych w latach 2005-2030 jest szacowany na 35 bln USD, zgodnie z badaniem Banku Światowego (Porter, 2011). Wyeliminowanie tych czynników ryzyka zmniejszyłoby ryzyko wystąpienia chorób układu krążenia i cukrzycy typu 2 o około 75% (WHO, 2011). Do chwili obecnej Zgromadzenie Ogólne Organizacji Narodów Zjednoczonych (ONZ) poświęciło specjalną sesję tylko jednej chorobie, w tym przypadku ludzkiemu wirusowi niedoboru odporności (HIV)/AIDS. Wydarzenie to stanowiło punkt zwrotny w globalnej współpracy i walce z tą chorobą, zauważa dr Glass, który miał nadzieję i widział, że historia ta powtórzy się 19 i 20 września 2011 r. w Nowym Jorku w Stanach Zjednoczonych pod hasłem "All United against Noncommunicable Diseases" (Porter, 2001).

1.4.3.3. Przewaga

Choroba sercowo-naczyniowa w 2008 r. była główną przyczyną zgonów na całym świecie - szacuje się, że 17,3 mln zgonów z powodu ChUK dotyczyło mężczyzn w znacznie większym stopniu niż kobiet. Do 2030 r. na choroby sercowo-naczyniowe umrze prawie 23,6 mln osób i pozostanie on głównym zabójcą wszystkich przyczyn śmierci na świecie (WHO, 2011).

Zarówno w Afryce, jak i w Kamerunie, brak dokładnych danych bazowych na temat CVD jest główną przeszkodą dla jakiejkolwiek wszechstronnej analizy tej kwestii. Istnieją jednak powody, by sądzić, że zasięg i profil tych chorób na kontynencie są coraz bardziej podobne do tych w krajach rozwiniętych. ChUK silnie rośnie w krajach rozwijających się i zmniejsza się w tzw. krajach rozwiniętych. Jak na ironię, te kraje jako pierwsze zostały dotknięte tą plagą. Obecnie choroby te stanowią 30 % światowej śmiertelności, a 80 % zgonów ma miejsce w krajach rozwijających się. "W Afryce Subsaharyjskiej, 22% ogólnej śmiertelności" (Nicholls *i in.*, 2010).

Choroba ta stanowi problem rozwojowy dla krajów rozwijających się, ponieważ ludzie są bardziej narażeni na czynniki ryzyka i w mniejszym stopniu podlegają działaniom prewencyjnym niż ludzie w krajach o wysokich dochodach. Ludzie w krajach rozwijających się mają mniejszy dostęp do skutecznych i sprawiedliwych usług zdrowotnych, które zaspokajają ich potrzeby. W rezultacie umierają oni młodo na te choroby w swoich najbardziej produktywnych latach, co ma konsekwencje makroekonomiczne, ponieważ choroby te powodują duże straty dla gospodarek państw (WHO, 2011). Średnia długość życia najszybciej wzrosła w afrykańskim regionie Światowej Organizacji Zdrowia, gdzie średnia długość życia wzrosła z 9,4 roku do 60 lat, dzięki postępowi w walce z malarią i rozszerzeniu dostępu do leków antyretrowirusowych w leczeniu HIV (WHO, 2016).

Zeba (2012) w badaniu w Burkina Faso stwierdziła wysoką częstość występowania (25%) podwójnego obciążenia żywieniowego u osób dorosłych z co najmniej jednym czynnikiem CMR. Jednak u 18% badanych nie stwierdzono ani niedoboru składników odżywczych, ani czynnika CMR (otyłość, nadciśnienie, hiperglikemia, dyslipidemia). Podwójne obciążenie żywieniowe, w szczególności CMR, dotknęło więcej osób o niskim statusie społeczno-ekonomicznym. Podobnie, wyniki badania podłużnego Sossy (2012) w stolicy gospodarczej miasta i w wiejskim Beninie wykazały, że w ciągu dwóch lat ogólna otyłość wzrosła z 13,8% do 18,6%. Z drugiej strony, jedna osoba na pięć przeszła od normalnej wagi do nadwagi lub otyłości.

1.4.4. Hiperglikemia i cukrzyca typu 2

1.4.4.1. Definicja hiperglikemii i cukrzycy typu 2

T2D jest chorobą przewlekłą, która pojawia się, gdy trzustka nie produkuje wystarczającej ilości insuliny lub organizm nie wykorzystuje produkowanej przez siebie insuliny we właściwy sposób. Insulina jest hormonem, który reguluje stężenie cukru we krwi (WHO, 1999). Hiperglikemia, czyli wysoki poziom cukru we krwi, jest częstym skutkiem niekontrolowanej cukrzycy, która z czasem prowadzi do poważnych uszkodzeń wielu narządów, zwłaszcza nerwów i naczyń krwionośnych (WHO, 2009). Częstość występowania cukrzycy zwiększyła się szybciej w krajach o niskich i średnich dochodach (WHO, 2016). Jest to główna przyczyna ślepoty, niewydolności nerek, zawałów serca, udaru mózgu i amputacji kończyn dolnych (WHO, 2016). W 2012 roku na całym świecie 1,5 mln zgonów było bezpośrednio spowodowanych cukrzycą, a 2,2 mln dodatkowych zgonów było spowodowanych hiperglikemią. Podobnie, w 2014 roku 8,5% ludności w wieku 18 lat i więcej stanowiły osoby chore na cukrzycę, następnie 422 mln osób (WHO, 2016). Kabamba *i in.* (2014) stwierdzili, że 50% osób zagrożonych w grupie kontrolnej sugeruje, że są to albo cukrzycy nieświadomi, albo osoby ze skłonnością do cukrzycy. W Afryce Subsaharyjskiej stwierdzono około 75% niezdiagnozowanych przypadków cukrzycy (IDF, 2013). W Kamerunie częstość występowania jest wyższa od średniej światowej, a względny odsetek chorych na cukrzycę wynosi 9% (WHO, 2016), podczas gdy Cameroon Heart Foundation oszacował w tym samym roku ten odsetek na 10%. WHO przewiduje, że do 2030 r. cukrzyca będzie siódmą główną przyczyną zgonów na świecie (Mathers and Loncar, 2006) i że wskaźnik ten wzrośnie do 10,1% do 2035 r. dla szacowanej populacji 5,9 mld osób w wieku od 20 do 79 lat. Prawie połowa dorosłych z T2D jest w wieku od 40 do 59 lat. Nie ma wielkiej różnicy w płci, nawet jeśli mężczyźni wydają się bardziej dotknięci. Częstość występowania cukrzycy jest wyższa na obszarach miejskich w porównaniu z obszarami wiejskimi. Prawie połowa wszystkich zgonów z powodu hiperglikemii ma miejsce przed 70 rokiem życia (WHO, 2016).

1.4.4.2. Konsekwencje hiperglikemii i cukrzycy typu 2

W kilku badaniach zwrócono uwagę na czynniki powodujące T2D. Sobngwi *i wsp.* (2003) wykazali, że w Kamerunie narażenie na miejski styl życia było potencjalnym czynnikiem ryzyka dla T2D; zmaterializowało się ono w wyniku zmian w nawykach żywieniowych i spadku aktywności fizycznej. Sugerując, że w tych warunkach stawka jest wyższa w miastach niż na obszarach wiejskich. Hiperglikemia, czyli wysokie stężenie cukru we krwi, jest częstym skutkiem niekontrolowanego T2D, który z czasem prowadzi do poważnych uszkodzeń wielu układów narządowych, zwłaszcza nerwów i naczyń krwionośnych. Z czasem cukrzyca może uszkodzić serce, naczynia krwionośne, oczy, nerki, nerwy, 2 lub 3 razy zwiększyć ryzyko wystąpienia u osoby dorosłej udaru mózgu lub serca (WHO, 2013), spowodować amputację kończyn, doprowadzić do ślepoty 2,6% i spowodować niewydolność nerek (Bourne, 2013).

1.4.4.3. Leczenie hiperglikemii i cukrzycy typu 2

Celem leczenia cukrzycy jest utrzymanie prawidłowego poziomu glukozy we krwi i hemoglobiny glikowanej poniżej 7%. Leczenie cukrzycy dostosowuje się przez cały czas trwania choroby. Środki dietetyczne i kontrola diety, a także aktywność fizyczna są często wystarczające do leczenia T2D, gdy nie wystąpiły powikłania. Niezbędna jest również kontrola i monitorowanie czynników ryzyka, takich jak nadwaga, palenie tytoniu, nadmiar cholesterolu, nadmierne spożycie alkoholu oraz leczenie nadciśnienia. Leki stosowane w leczeniu cukrzycy to doustne leki przeciwcukrzycowe i insulina (Zeevi *i in.*, 2015).

1.5. Inne czynniki ryzyka kardiometabolicznego

Na choroby kardiometaboliczne mogą wpływać czynniki endogenne dla danej osoby, takie jak płeć, wiek, gen, które są niemodyfikowalnymi czynnikami ryzyka kardiometabolicznego.

1.5.1. Wiek

Czynniki ryzyka pojawiają się wcześnie i pogarszają się wraz z wiekiem, głównie ze względu na czas ekspozycji na inne czynniki ryzyka. Bosomworth (2013) wykazał, że poziom lipoprotein o małej gęstości jest krótkoterminowym szacunkiem, na który duży wpływ ma wiek. Istnieje liniowa zależność między nadciśnieniem a wiekiem najpierw do silniejszej niewrażliwości na sód z wiekiem, następnie do dysfunkcji śródbłonka modyfikującej zdolność tętnic do rozszerzania się i wreszcie do wzrostu sztywności naczyniowej. Wiek jest zatem niekwestionowanym czynnikiem CMR, ponieważ z wiekiem zmienia się charakterystyka zmian ciśnienia krwi (Strokes, 2009). W ten sposób możemy walczyć z nadwagą, nadciśnieniem, otyłością, cukrzycą, ale nie możemy walczyć z wiekiem.

1.5.2. Sex

Ogólnie rzecz biorąc, mężczyzna ma większe ryzyko niż kobieta. Jest chroniona aż do menopauzy przez estrogen, co korzystnie wpływa na profil lipidowy, wrażliwość na insulinę i ciśnienie krwi. Badanie przeprowadzone w Kamerunie na populacji studenckiej na Uniwersytecie w Douala wykazało, podobnie jak wiele innych badań, że kobiety były bardziej podatne na CMR niż mężczyźni, z wyjątkiem ciśnienia krwi, które było wyższe wśród mężczyzn. Jednak mężczyźni poniżej 50 roku życia są na świecie bardziej dotknięci chorobami układu krążenia niż kobiety. Wprawdzie częściej palą i jedzą mniej dobrze niż kobiety, ale ich styl życia nie jest jedynym kryterium różnicy (Ewané *i in.*, 2012).

1.5.3. Dziedziczność

Wiele chorób dziedzicznych jest dziś znanych. Ponadto, historia rodzinna i choroby sercowo-naczyniowe mogą pomóc w przewidywaniu ryzyka każdego człowieka i lepszym zapobieganiu mu. Dziedziczność jest również głównym czynnikiem ryzyka dla CVD. Badanie blisko 8000 pracowników w wieku od 43 do 52 lat wykazało, że po wyeliminowaniu czynników CMR (palenie tytoniu, nadciśnienie tętnicze, otyłość, cukrzyca, hipercholesterolemia) ryzyko nagłej śmierci dla danej osoby jest prawie podwojone (pomnożone przez 1,8), gdy jedno z rodziców miało nagłą śmierć. Co ważniejsze, wiek nagłej śmierci danej osoby jest skorelowany z wiekiem śmierci rodzica, który zmarł nagle (Jouven *i in.*, 1999).

Dlatego tak ważne jest, aby znać historię swojej rodziny, aby przyjąć bardzo wcześnie skuteczne środki zapobiegawcze, takie jak rzucenie palenia, kontrola wagi i ciśnienia krwi, regularna aktywność fizyczna, przyjęcie zrównoważonej i zdrowej diety. Stres, poziom socjodemograficzny i dochody mogą być również innymi czynnikami ryzyka kardiometabolicznego.

1.6. Ocena czynników ryzyka kardiometabolicznego

1.6.1. Syndrom Metaboliczny

Zespół metaboliczny (MetS), jak sama nazwa wskazuje, nie jest specyficzną chorobą, ale zespołem. Zespół jest uznanym zespołem objawów bez wyraźnej przyczyny. Zespół metaboliczny jest szczególnym stanem chorobowym charakteryzującym się występowaniem kilku czynników przyczyniających się do zwiększenia ryzyka kardiometabolicznego u danej osoby (Alberti *i in.*, 2009, Li *i in.*, 2008). Ta konstelacja czynników na całym świecie kojarzy insulinooporność i jej następstwa z hiperglikemią, nadwagą, hipertrójglicerydemią, spadkiem HDL-c i nadciśnieniem tętniczym, jak pokazano w tabeli III (Alberti *i in.*, 2009). Związany ze zwiększonym ryzykiem zachorowania na cukrzycę i ChUK, MetS jest obecnie uważany za jeden z najważniejszych problemów zdrowia publicznego (El Rhazi, 2010).

Rosnące zainteresowanie MetS wynika z faktu, że predysponuje on do T2D i niedokrwiennej CVD. Ponadto jego częstotliwość i dotkliwość sprawiają, że jest on poważnym problemem zdrowia publicznego (Hauhouot *i in.*, 2008). Kilka definicji MetS współistnieje w zależności od zastosowanych kryteriów. Zgodnie z definicją Międzynarodowej Federacji Diabetologicznej (IDF) obwód w talii ogranicza się do co najmniej dwóch kryteriów.

TabelaIII: Kryteria MetS opracowane przez Międzynarodową Federację Diabetyków.

1-	**Otyłość** *(wymaga)*	**Rozmiar talii > 94 cm**
	Plus co najmniej 2 kryteria spośród	
2-	Hipertriglicerydemia	$\geq$ 149 mg/dl
3-	Spadek cholesterolu HDL	< 40 mg/dl
4-	Hypertension	SBP $\geq$ 130 mmHg lub DBP $\geq$ 85 mmHg
5-	Hiperglikemia	$\geq$ 1,1 g/l

Obecnie MetS jest jedną z głównych przyczyn śmierci na świecie, prawdopodobnie z powodu wzrostu częstości występowania różnych czynników ryzyka sercowo-naczyniowego, takich jak otyłość brzuszna, insulinooporność, dyslipidemia i nadciśnienie tętnicze. Zaobserwowano tendencję do grupowania kilku z tych zaburzeń metabolicznych u tego samego osobnika, co doprowadziło do powstania koncepcji MetS, a jego rozpowszechnienie rośnie na całym świecie w alarmującym tempie (Baillot, 2010). Wzrost częstości występowania tego zespołu na świecie dotyczy zarówno krajów rozwiniętych, jak i rozwijających się, nawet najbiedniejszych krajów, w których nadal występują niedobory zakaźne, pasożytnicze, a nawet żywieniowe (Aboussaleh, 2009).
W Afryce trudno jest ocenić na podstawie obecnego stanu wiedzy rozpowszechnienie MetS. Rzeczywiście, z wyjątkiem kilku krajów, a mianowicie Algierii, Wybrzeża Kości Słoniowej, Kamerunu, Republiki Południowej Afryki i Mauritiusa, gdzie przeprowadzono pewne badania dotyczące MetS, większość innych krajów jeszcze ich nie posiada. W Algierii wyniki badania przeprowadzonego wśród osób w wieku od 35 do 70 lat wskazują, że krajowy wskaźnik rozpowszechnienia MetS wynosi 26,33% (El Moudjahid, 2008).

Ogólna częstość występowania MetS wynosi 4,94% w badaniu przekrojowym 385 osób na Wybrzeżu Kości Słoniowej, a 53% osób z tym zespołem to kobiety, w porównaniu z 12,65% na Mauritiusie w 2003 r. (Cameroni, 2003).
Przewaga MetS różni się w zależności od regionu geograficznego, pochodzenia etnicznego, kultury, płci, poziomu rozwoju, wieku oraz według zachowanej definicji (Cameron *i in.*, 2004). Zapobieganie, a nawet zarządzanie MetS poprzez regularną aktywność fizyczną i zdrową dietę jest zdecydowanie zalecane, ponieważ kilka opublikowanych badań potwierdza związek między odżywczym przejściem a pojawieniem się chorób przewlekłych, w tym otyłości (Benjelloun *i in.*, 2002). WHO (2016) oszacowało, że 34,83% wszystkich palaczy na świecie ma MetS i że w Kamerunie odsetek ten wynosi 44%. Ponadto Dandji (2009) w swojej pracy wykazał, że wysiłek fizyczny w połączeniu ze spożywaniem mleka sojowego u otyłych szczurów albinosów pozwolił na wzmożenie normalizacji parametrów biochemicznych i biometrycznych poprzez skuteczne zwalczanie czynników ryzyka zespołu metabolicznego.

1.6.2. Framingham Score

Framingham Risk Score jest specyficznym dla płci algorytmem używanym do oszacowania 10-letniego ryzyka sercowo-naczyniowego danej osoby. Jest to jeden z wielu systemów punktowych używanych do określenia szans danej osoby na rozwój chorób układu krążenia. Niektóre z tych systemów ratingowych są dostępne online (Collins *i in.*, 2016, Wilson *i in.*, 1998). Bardziej użytecznym środkiem jest rozważenie skutków leczenia. Jeżeli w grupie 100 osób ryzyko zachorowania na ChUK wynosi 20%, oznacza to, że powinniśmy się spodziewać, że 20 z tych 100 osób zachoruje na ChUK w ciągu najbliższych 10 lat, a 80 nie zachoruje na ChUK w ciągu najbliższych 10 lat. Ważne jest, aby uznać, że najsilniejszym predyktorem CVR w każdym równaniu ryzyka jest wiek. Wynik Framingham Risk score został zatwierdzony w Stanach Zjednoczonych, zarówno dla mężczyzn jak i kobiet, zarówno dla rdzennych Amerykanów jak i Afroamerykanów (Brindle *i in.*, 2003; Liu *i in.*, 2004). Wynik Framingham risk score przewiduje tylko przyszłe zdarzenia choroby wieńcowej serca, ale nie przewiduje przyszłych zdarzeń sercowo-naczyniowych. Oznacza to, że nie przewiduje on ryzyka udaru mózgu, przemijającego zawału niedokrwiennego i niewydolności serca. Pierwsza ocena ryzyka Framinghama obejmowała wiek, płeć, LDL-c, HDL-c, ciśnienie krwi (Sacco *i in.*, 2009).
Istnieją inne metody oceny ryzyka kardiometabolicznego. Te opłacalne techniki nie są jednak dostępne w praktyce medycznej w krajach o niskich dochodach. Po pierwsze, mamy test warunków skrajnych dla osoby powyżej 40 roku życia, która podaje informacje na temat swojego poziomu CMR (Grenlandia i Gaziano, 2003).

Następnie wieloetniczne badanie miażdżycy wykazało, że połączone zastosowanie wskaźnika zwapnienia tętniczego i skali Framinghama (FRS) byłoby skuteczne w wykrywaniu osób z ryzykiem sercowo-naczyniowym (Karim *i in.*, 2008). Inną metodą jest oszacowanie wieku serca z FRS w porównaniu z wiekiem chronologicznym, a gdy wiek serca jest większy niż wiek chronologiczny, wskazuje to na wysokie ryzyko sercowo-naczyniowe (Agostino *i in.* , 2008). Dobrym wskaźnikiem ryzyka sercowo-naczyniowego jest wiek naczyniowy, obliczany na podstawie grubości tętnicy szyjnej, płci i wieku chronologicznego (Stein, 2004). Kiedy wiek naczyniowy jest większy niż wiek chronologiczny, CMR jest wysoka (Stefanadis, 2009).

1.7. Podsumowanie poprzednich prac

Współczynniki CMR stale rosną na świecie, zarówno w krajach rozwiniętych, jak i rozwijających się. W Irlandii, Keane *i in.* (2013) ustalili związek między dietą a MetS. W szczególności poprzez wykazanie, że MetS jest wieloczynnikowym zaburzeniem, które można skorygować poprzez przyjęcie dobrych nawyków żywieniowych w przeciwieństwie do leków. Podobnie Salaroli *i in.* (2012) w Brazylii w badaniu przekrojowym stwierdzili występowanie 22,6% osób z MetS w populacji bankierów, co wynikało głównie ze wzrostu nadwagi i otyłości w populacji.

W Afryce wpływ tej sytuacji na rozwój ludzki i gospodarczy jest istotny. W Beninie, Yessoufou *et al.* (2015) w populacji otyłych znaleźli 79% badanych MetS; tłumaczyli również tę wysoką chorobowość otyłością brzuszną. Również Gitahi (2011) w swojej pracy dyplomowej w Kenii ustalił występowanie czynników CVR w dwóch populacjach obszarów miejskich i wiejskich z powodu aktywności fizycznej i żywienia. Stwierdzili oni, że ludność na obszarach miejskich jest w dużym stopniu narażona na ryzyko wystąpienia ChUK niż ludność na obszarach wiejskich. Epidemiologia ChUK jest nieznana w grupach etnicznych Togo i była przedmiotem badania przeprowadzonego przez Benissana *i wsp.* (2015), który stwierdził, że czynniki CVR zwiększają się wraz ze zmianami stylu życia związanymi z urbanizacją, zwłaszcza wśród osób z miast.

W Kamerunie należy podkreślić, że wiele badań zostało i jest wykonywanych codziennie w naszych laboratoriach, niestety większość z tych prac ocenia różne czynniki CMR zaniedbując trochę MetS, co wydaje się być kwestią czasu. Tak więc, Madengue *i in.* (2015) ocenili otyłość w środowisku studenckim w Douala jako cechę MetS, którego patofizjologicznym wsparciem jest insulina, stwierdzili, że otyłość jest obecna w znaczących proporcjach wśród kameruńskich studentów. W innym badaniu Choukema *i in.* (2015) wykazano, że hiperurykemia jest częstym zjawiskiem w populacji pacjentów z cukrzycą typu 2 i jest predysponowana do spożycia alkoholu, nadwagi i otyłości, ale spożycie palenia wydaje się chronić.

Istnieje jednak ostry deficyt danych epidemiologicznych i biochemicznych dotyczących MetS. Jednak niektóre badania są prowadzone w Kamerunie w celu oszacowania rozpowszechnienia MetS. Jest to szczególnie przypadek Dabou *et al.* (2018) w badaniu 203 studentów z Dschang University, którzy stwierdzili występowanie 11,33% w populacji studentów otyłych. Podobnie Dimodi *i in.* (2014) na 492 chorych na AIDS stwierdzili występowanie 32,8%. Mandob i Ombolo (2017 r.) stwierdzili stosunkowo wysoki odsetek kobiet wśród urzędników służby cywilnej w Jaunde, wynoszący 39,07%. Inne badanie przeprowadzone na 5654 mężczyznach i kobietach w obszarze miejskim wykazało występowanie MetS na poziomie 17,4% (Ntentie *i in.*, 2014). Mandob *i wsp.* (2013 i 2015) odpowiednio w swoich badaniach nad rozpowszechnieniem MetS u kobiet Mbo i Bamileke z Yaounde stwierdzili niską częstość występowania, odpowiednio 3,03% i 50,19% i doszli do wniosku, że kobiety z otyłością androidalną są bardziej predysponowane do zespołu metabolicznego niż kobiety z otyłością gynoidalną.

Pomimo ograniczeń, badanie to przyniosło bardzo interesujące wyniki, które przedstawimy w następnym rozdziale. Badanie zostało przygotowane i przeprowadzone z największą surowością. Ma on jednak ograniczenia związane z wielkością próby, rodzajami zadawanych pytań oraz sposobem administrowania kwestionariuszem. Istnieje również efekt badawczy i efekt respondenta, który może powodować stronniczość. Zwraca się również uwagę na ograniczenia związane z możliwością uogólnienia wyników próby do populacji globalnej. Izolacja i oddalenie niektórych obszarów zdrowotnych mogło utrudnić pobieranie i odbieranie krwi, które miało się odbyć rano, gdy tylko przybyła ekipa. Pomimo przeszkolenia śledczych i nadzoru sprawowanego nad zespołami w terenie, możliwe jest, że błędy w administracji i gromadzeniu danych związane ze zrozumieniem pytań, interpretacją i przekazywaniem odpowiedzi spały.

ROZDZIAŁ 2 :

MATERIAŁ I METODY

2.1. Obszar badań

To badanie przekrojowe zostało przeprowadzone w Dystrykcie Zdrowia Dschang (DHD) z jego dwudziestoma dwoma zintegrowanymi obszarami zdrowotnymi i różnymi ośrodkami zdrowia (Rysunek 2). Każdy obszar zdrowotny posiada co najmniej dwa ośrodki zdrowia, które obejmują całą społeczność. DHD ma roczną stopę wzrostu na poziomie 1,025% (DHD, 2014). DHD znajduje się w Dywizji Menoua, na wysokości około 1420 m n.p.m., w klimacie tropikalnym typu sudańsko-guińskiego, złagodzonym przez wysokość. Jego roczne opady wynoszą około 2000 mm przy średniej temperaturze 20°C. Oddział ten znajduje się w regionie zachodnim, o powierzchni 13 872 km2 i liczbie mieszkańców 1 982 100 o gęstości 142,9 h/km2 (Kenfack *i in.*, 2007).

W badaniu tym, którego schemat synoptyczny przedstawiono na rysunku 1, wykorzystano kwestionariusz (załącznik 5) dla mężczyzn rekrutujących się z populacji cameruńskiej oraz ocenę ryzyka kardiometabolicznego z krwi pobranej pod koniec wywiadu.

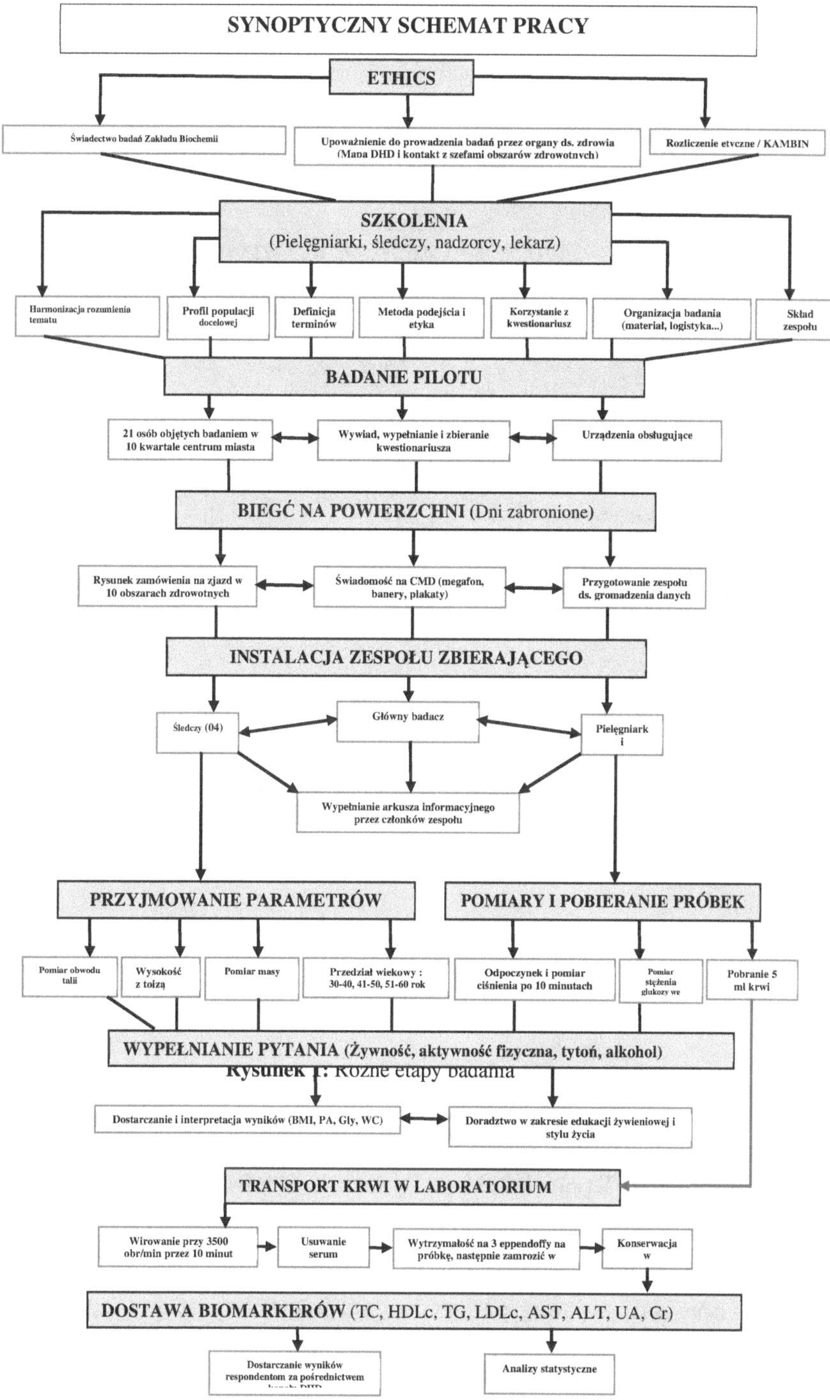

Rysunek 1: Różne etapy badania

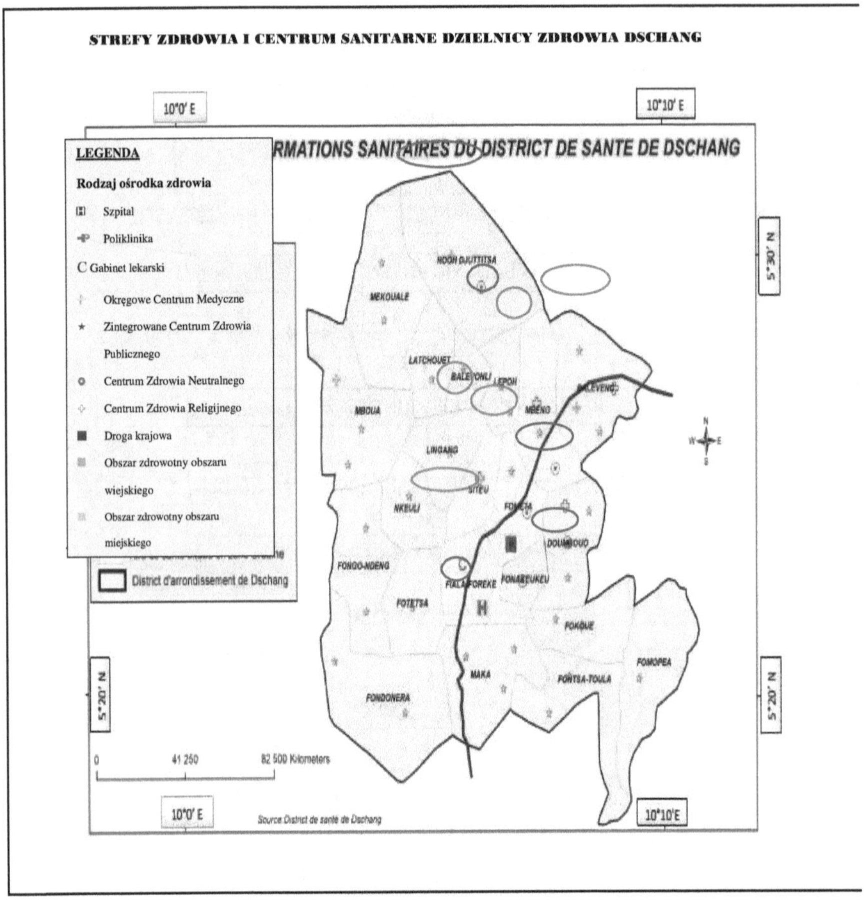

Rysunek 2: Mapa Dschang Health District

2.2. Pobieranie próbek i dochodzenie

2.2.1. Względy etyczne

To badanie przekrojowe, po uzyskaniu aprobaty etycznej "Kameruńskiej Inicjatywy Bioetycznej" (Załącznik 1), Certyfikatu Badawczego Departamentu

Biochemii oraz upoważnienia Ministerstwa Zdrowia Publicznego, zostało przeprowadzone za pośrednictwem Dschang Health District (Załącznik 2 i 3). Przed kontynuacją badania uzyskaliśmy również ustną zgodę szefów obszarów zdrowotnych, przewodniczącego komisji ds. zdrowia, szefów dzielnic i wsi.

Bezpłatna akceptacja wyrażona na piśmie osoby zamierzającej wziąć udział w tym badaniu została formalnie zgłoszona po tzw. informacji "oświeconej" przed jej włączeniem. Po wyjaśnieniu celów, metod, korzyści, zagrożeń i potencjalnych niedogodności związanych z eksperymentem. Osoba zainteresowana została również poinformowana o swoich prawach i obowiązkach. Każdy z uczestników podpisał formularz świadomej zgody (dodatek 4), wyjaśniając, że może się wycofać w dowolnym momencie bez żadnych konsekwencji.

Próbki krwi pobrane od uczestników były przeznaczone do oznaczania stężenia glukozy we krwi, transaminaz, kreatyniny, kwasu moczowego i lipidów. W formularzu zgody podkreślono, że tylko określone badania zostaną przeprowadzone i uczestnicy nie otrzymają zapłaty za swój wkład. W celu zapewnienia poufności danych, probówki zawierające krew zostały zakodowane przed przekazaniem ich do laboratorium badawczego. Wszystkie pozostałe próbki były przechowywane w laboratorium URBPMAN w celu weryfikacji, w razie potrzeby, uzyskanych danych. Uczestnicy, u których w wyniku przeprowadzonych badań stwierdzono nieprawidłowości metaboliczne (cukrzyca, hiperglikemia na czczo, nadciśnienie tętnicze, hipercholesterolemia...), zostali skierowani do okręgowego szpitala Dschang dla osób z obszaru miejskiego oraz osób z obszarów wiejskich do Peryferyjnych Ośrodków Zdrowia na bardziej szczegółową konsultację medyczną, która pozwoli na dokładniejszą diagnozę. Wyniki zostały zwrócone uczestnikom za pośrednictwem ich szpitali, gdy laboratorium je udostępniło. Dla każdego uczestnika przygotowano formularz sprawozdania z wyników (dodatek 5), w którym podaje się wagę, wzrost, ogólny stan odżywienia według wskaźnika masy ciała (BMI), wartość ciśnienia krwi (BP), lipidy, glukozę, kreatyniny i transaminazy. Student medycyny w zespole wyjaśnił indywidualne wyniki (załącznik 6) każdemu z uczestników i dostarczył kartę medyczną dla ośrodka zdrowia w przypadku wykrycia nieprawidłowości metabolicznej. Akta uczestników (kwestionariusz, formularze zgody, wyniki analiz laboratoryjnych) były przechowywane w laboratorium URBPMAN Uniwersytetu Dschang do końca badania.

2.2.2. Badana populacja, kryteria włączenia i niewłączenia

Są to kwalifikujące się podmioty lub populacja docelowa. Składał się z pozornie zdrowych mężczyzn w wieku od 30 do 60 lat, którzy zamieszkiwali w Dschang Health District przez co najmniej 6 miesięcy, niezależnie od ich przynależności religijnej, etnicznej lub społecznej, którzy dobrowolnie i pisemnie wyrazili zgodę na udział w badaniu.

Cudzoziemcy, jak również osoby powyżej 60. roku życia, nie zostali uwzględnieni, ponieważ większość biologicznych czynników ryzyka CMD szybko wzrasta wraz ze starzeniem się, co może wypaczyć wyniki. Z drugiej strony, osoby zbyt młode (poniżej 30 roku życia) mają mniejsze ryzyko wystąpienia CMD (Sossa, 2012). Kobiety nie zostały uwzględnione w naszych badaniach ze względu na różne zmiany hormonalne, związane w szczególności z ich stanami fizjologicznymi, które mogą powodować wahania wartości niektórych biomarkerów. Będą one przedmiotem dalszych badań. Również osoby z jedną lub kilkoma udowodnionymi patologiami, chore psychicznie, nie zostały włączone do tej próby badawczej. Odmowa udziału w badaniu była również kryterium braku włączenia.

2.2.3. Wielkość i technika pobierania próbek

Minimalną liczebność próby (n) 246 uczestników uzyskano z następującego wzoru LORENZA: **n = t2 x p (1 - p)/m2**. Ta wielkość "n" daje znaczące wyniki i jest związana z rozpowszechnieniem CMD szacowanym na 20% (FCC, 2016).

n = Wymagana wielkość próbki

t = 95% poziom ufności (typowa wartość 1,96)

p = Szacowana częstość występowania CMD na obszarze objętym projektem

m = Margines błędu na poziomie 5% (standardowa wartość 0,05) lub 10%.

Tabela IV: Wielkość próby do badań żywieniowych (Altman *i in.* , 2001).

P (Szacunkowy % niedożywienia)	**n (Podstawowa wielkość próbki)**	**n x D (n x wpływ planu pobierania próbek)**	**N (Ostateczna wielkość próbki)**
0,2 (20%)	246	492	**540**
0,25 (25%)	288	576	**600**
0,3 (30%)	323	646	**690**
0,35 (35%)	350	700	**720**
0,4 (40%)	369	738	**750**
0,45 (45%)	380	760	**780**
0,5 (50%)	384	768	**810**

Badanie składało się z trzech faz: faza szkoleniowa dla badaczy i pielęgniarek, faza przygotowawcza przed każdym zjazdem oraz faza zbierania danych właściwych w szpitalach wybranych obszarów zdrowia.

Jest to losowy, warstwowy i proporcjonalny dobór próby kilku jednostek statystycznych w oparciu o badanie. Ze względów logistycznych i finansowych w badaniu tym wykorzystano kwestionariusz dla 254 losowo wybranych osób w DHD oraz próbki krwi do analiz. Każda osoba miała takie samo prawdopodobieństwo znalezienia się w próbie.

W ten sposób przeprowadziliśmy badania na 254 osobach proporcjonalnie rozmieszczonych w dziesięciu losowo wybranych obszarach zdrowotnych, pięciu obszarach miejskich i pięciu obszarach wiejskich. Naszych podopiecznych podzielono w każdej dziedzinie zdrowia według wieku (30 - 40, 41 - 50 i 51 - 60 lat). Średnia ta wynosi 25 osób na obszar zdrowia. Dane były zbierane przez około dwa tygodnie w każdym przypadkowym obszarze zdrowia. Byliśmy najpierw w 05 miejskich obszarach zdrowotnych, a następnie na obszarach wiejskich (Rysunek 2).

Po dwóch lub trzech sesjach roboczych z szefem obszaru zdrowia przeprowadzono szeroką kampanię uczuleniowo-informacyjną (załącznik 6) we wszystkich wioskach i dzielnicach za pośrednictwem kanału oraz przy współpracy przewodniczącego komisji zdrowia i przekaźników (szefów wiosek i dzielnic zaangażowanych w uczulenia i informowanie ich mieszkańców). Ludność została zaproszona do głównego ośrodka zdrowia na bezpłatne i dobrowolne badania kardiometaboliczne. Wszystkie wsie i dzielnice na obszarze zdrowotnym objętym próbą kwalifikowały się do naszego badania z uwzględnieniem subpopulacji osób dorosłych w wieku od 30 do 60 lat.

2.2.4. Gromadzenie danych

2.2.4.1. Finalizacja kwestionariusza

Kwestionariusz (Aneks 7) został opracowany z myślą o osobach dorosłych, z uwzględnieniem doświadczeń respondentów w celu dostosowania się do ich zdolności poznawczych. Na przykład, użyliśmy kwestionariuszy GPAQ (2003) i IPAQ (2007) dla aktywności fizycznej, Moskalewicza i Sierosławskiego (2010) dla statusu alkoholika, GATS (2011) do sformułowania pytań o palenie, a Larssona *i in.* (2008), Hu i in. (2008) i Dehghana *i in.* (2005) do opracowania naszych pytań o żywność poprzez dostosowanie ich do kontekstu naszych badań.

Ponadto 2 pielęgniarki i 6 badaczy zostało przeszkolonych w zakresie zbierania danych. Pielęgniarki były odpowiedzialne za pomiar parametrów klinicznych i pobieranie krwi, a badający ułatwiali zrozumienie pytań w języku francuskim, angielskim i/lub werbalnym oraz sami wypełniali kwestionariusz.

Parametry zawarte w opracowaniu kwestionariusza były czterech rodzajów:

- **Parametry epidemiologiczne**: wiek, zawód, dom;

- **Parametry kliniczne**: ciśnienie krwi, masa ciała, wzrost, obwód talii;

- **Parametry behawioralne**: dieta, alkoholizm, palenie, aktywność fizyczna;

- **Parametry biochemiczne**: glukoza we krwi, lipidy, kreatynina, kwas moczowy, transaminazy.

2.2. 4.2. Badanie pilotażowe

Po uzyskaniu różnych uprawnień administracyjnych oraz wszystkich danych statystycznych dotyczących środowiska studiowania, zorganizowano dwudniowe szkolenie (załącznik 8). Przeprowadzono symulację sposobu pobierania parametrów i wypełniania kwestionariusza. Wydano ogólne instrukcje w celu wzmocnienia umiejętności i ułatwienia pracy badacza. Po tym szkoleniu przeprowadzono pilotażowe badanie dwudziestu jeden (21) osób wybranych losowo z dziesięciu dzielnic w centrum Dschang. Pozwoliło to docenić akceptowalność i zrozumienie kwestionariusza. Wprowadzono zmiany, w tym długość kwestionariusza i synonimy niektórych terminów, aby ułatwić ich zrozumienie.

2.2.4.3. Zarządzanie kwestionariuszem w terenie

Nasze podejście polega na gromadzeniu informacji na temat głównych czynników ryzyka kardiometabolicznego przy użyciu standardowych i prostych metod na różnych poziomach. W rzeczywistości kwestionariusz został dostosowany do potrzeb mieszkańców Kamerunu, a językiem używanym do przeprowadzenia badania był francuski, angielski i "Yemba", aby ułatwić komunikację między badaczami a uczestnikami.

Ankieta składała się z wywiadu bezpośredniego z respondentem, przedstawiającego wagę i cele badania, różne upoważnienia i wymagającego jego podpisu jako przyrzeczenia zgody. Nie trzeba już pamiętać, że sposób podawania może mieć wpływ na wyniki.

Na etapie szkolenia śledczych podjęto niezbędne kroki w sprawie kilku wizyt na szczeblu lokalnym (naczelnik okręgu sanitarnego, naczelnik obszaru ochrony zdrowia, przewodniczący komisji ds. zdrowia, wójtowie i burmistrzowie), w celu poinformowania ich i uzyskania ich upoważnienia do rozpoczęcia działań związanych z gromadzeniem danych. Daty zbiórki zostały ustalone za obopólną zgodą i zgodnie z zakazanymi dniami każdego obszaru zdrowotnego, uczulenie na megafony w różnych miejscowościach i okręgach zostało wykonane przez przewodniczących komisji zdrowia i jej przekaźników, dwa banery zostały ustalone dwa tygodnie wcześniej w dwóch strategicznych punktach obszaru zdrowotnego (Załącznik 9), To podniosło świadomość, aby zaprosić uczestników do ośrodka zdrowia wybranego obszaru zdrowotnego od 7:30 rano we wskazanym dniu. Pokoje udostępnione nieodpłatnie przez każdego kierownika strefy zdrowia zostały dzień wcześniej dokładnie umyte. Od godziny 7.00 cały zespół odpowiedzialny za zbieranie danych został zainstalowany i wdrożony wraz z całą logistyką niezbędną do przyjęcia respondentów (Załącznik 10).

2.2.4.4. Pobieranie krwi

We współpracy z dwiema wykwalifikowanymi pielęgniarkami pobrano 5 ml krwi (odpowiednik łyżki jedzenia) w oznakowanych sterylnych probówkach do wenipunkcji (lekki ból jak ugryzienie komara) poprzez nakłucie żylne w fałdzie łokcia na naszych badanych i umieszczono w lodówce zawierającej lód (dodatek 11). Kropla krwi została natychmiast użyta do określenia poziomu glukozy we krwi. Na zakończenie zbiórki zorganizowano sesję doradczo-edukacyjną dla pięcioosobowej grupy uczestników, aby zaprosić ich do poprawy lub zmiany stylu życia. Chłodnica ta została następnie delikatnie przetransportowana do laboratorium i pozostawiona w temperaturze pokojowej na jedną godzinę przed wirowaniem przy 3500 obr/min przez 10 minut. W ten sposób dokonano ekstrakcji surowicy, a następnie podzielono ją na porcje w probówkach eppendoffa (trzy probówki eppendoffa na próbkę) przed przechowywaniem w temperaturze -20°C do momentu przeprowadzenia analizy biochemicznej. Wyniki zostały utrzymane w ścisłej poufności. Strzykawki, probówki, igły, krew i pozostała surowica oraz cały użyty zanieczyszczony materiał były sterylizowane w autoklawie marki Sonaclav w temperaturze 121°C przez 20 minut i pod ciśnieniem 1,2 bara, a następnie wlewane do dołu, aby uniknąć ryzyka zanieczyszczenia.

2.3. Ocena wpływu stylu życia na parametry kardiometaboliczne

2.3.1. Sytuacja społeczno-gospodarcza

Wskaźniki związane z poziomem wykształcenia, stanem cywilnym i zawodem pozwoliły na umiejscowienie poziomu społeczno-ekonomicznego naszych przedmiotów. Nasi uczestnicy zostali sklasyfikowani według czterech poziomów wykształcenia, ci, którzy nie otrzymali żadnego wykształcenia, ci, którzy osiągnęli poziom podstawowy, ci, którzy osiągnęli poziom średni i ci, którzy osiągnęli poziom uniwersytecki. Ze względu na ich zawód, podzieliliśmy ich na trzy grupy: biurokratów, producentów i tych, którzy wykonują czynności wymagające siły fizycznej. Według ich stanu cywilnego sklasyfikowaliśmy ich w 4 grupach: single, rozwiedzeni, wdowcy i żonaci; biorąc pod uwagę, że styl życia jest ściśle związany z rodziną.

2.3.2. Ocena diety i nawyków żywieniowych

Był to pełny opis żywności spożywanej w ciągu tygodnia poprzedzającego badanie. Tak więc dane dotyczące higieny żywności w stosunku do liczby i regularności posiłków oraz spożycia soli i posiłków spożywanych na zewnątrz lub w domu zostały zebrane dzięki dostosowanym kwestionariuszom Dehghan *et al.* (2005), Larsson *et al.* (2008) oraz Hu *et al.* (2008). Opieraliśmy się na żywności dostępnej w naszym obszarze badań i nawyków żywieniowych lokalnej ludności, aby odrzucić konkretne problemy. Pozwoliło to na ocenę jakości diety i chorób przewlekłych na podstawie takich wskaźników jak: różnorodność diety, żywność pozadomowa, spożycie soli, cukru, owoców, warzyw, nierafinowanego czerwonego oleju i wody (WHO, 2003).

2.3.3. Ocena statusu alkoholowego

Informacje na temat statusu alkoholowego (osoba pijąca, nie pijąca i była osoba pijąca), ilości, środowiska, kontekstu i zagrożeń związanych z konsumpcją alkoholu, które nasi poddani zazwyczaj podejmują każdego dnia, zostały zebrane dzięki ankiecie opracowanej przez Moskalewicza i Sierosławskiego (2010).

Standardowe jednostki, takie jak szkło (25 cl) i butelka po piwie (33 lub 65 cl) zostały użyte, aby przybliżyć uczestników do odpowiednich ilości spożycia. Na podstawie wzorca konsumpcji naszych poddanych podzieliliśmy ich na 4 grupy: osoby niepijące, które nie spożywają alkoholu w żadnej formie, osoby pijące sporadycznie, byli pijacy, którzy po prostu przestali pić alkohol, oraz osoby pijące do regularnego spożycia, wysokie i czasami zróżnicowane.

2.3.4. Ocena stanu palenia tytoniu

Przeszłe i aktualne informacje na temat używania tytoniu przez nasze podmioty w ciągu ostatnich siedmiu dni zostały zebrane za pomocą dostosowanego kwestionariusza GATS (2011). Rodzaj spożywanego tytoniu, jego ilość, czas trwania oraz narażenie na dym tytoniowy pozwoliły na zaklasyfikowanie ich jako niepalących dla osób, które w rzeczywistości nigdy nie paliły, byłych palaczy dla tych, którzy palili w przeszłości i którzy rzuciliby palenie, palaczy dla osób, które palą w czasie tego badania i które zostały zróżnicowane w zależności od rodzaju i ilości spożywanego tytoniu.

2.4. Ocena aktywności fizycznej na parametrach kardiometabolicznych

Dane dotyczące aktywności fizycznej z wykorzystaniem dostosowanych kwestionariuszy GPAQ (2003) i IPAQ (2007) uzyskano w ciągu ostatnich siedmiu dni, zgodnie z intensywnością wszystkich prowadzonych działań oraz przybliżonym średnim czasem trwania. Kategorie aktywności zostały po raz pierwszy sklasyfikowane jako aktywność intensywna, która odnosi się do znacznego wysiłku fizycznego przez co najmniej 10 minut z rzędu i utrudnia oddychanie znacznie bardziej niż normalnie. Następnie umiarkowana aktywność odnosi się do aktywności, która wymaga umiarkowanego wysiłku fizycznego przez co najmniej 10 minut z rzędu i sprawia, że oddychanie jest nieco trudniejsze niż normalnie. Niska aktywność fizyczna (chodzenie) przez co najmniej 10 minut z rzędu i sprawia, że oddychamy prawie normalnie, a na koniec średni czas siedzenia spędzony w ciągu ostatnich siedmiu dni.

Tak więc, byliśmy w stanie skategoryzować uczestników według wspólnych zaleceń, które zalecają minimum 30 minut umiarkowanej aktywności fizycznej dziennie lub 20 minut intensywnej aktywności fizycznej dziennie (Haskell *i in.*, 2007; Sodjinou, 2008).

2.5. Ocena zespołu metabolicznego

2.5.1. Pomiar parametrów klinicznych

2.5.1.1. Sieć pomiarowa ciśnienia krwi

Ciśnienie krwi (skurczowe i rozkurczowe) zostało dwukrotnie pobrane przez ciśnieniomierz ramieniowy "Arm-type Fully Automatic Blood Pressure Monitor BP-103H", wyposażony w najnowsze osiągnięcia technologiczne, takie jak wykrywanie nieregularnych pulsów, jednoczesne wyświetlanie wartości (pulsu, skurczu, rozkurczu) oraz wskaźnik standaryzowany WHO. Pomiaru dokonano w prawym ramieniu w pozycji siedzącej po 10 minutach odpoczynku, drugi został wykonany w odstępie 15 minut przez tę samą osobę i uwzględniono średnią arytmetyczną obu pomiarów (załącznik 12). Nadciśnienie zdefiniowano zgodnie z normami WHO (1993): <140/90 mmHg dla ciśnienia normalnego, TA > 140/90 i mniej niż 180/105 mmHg wskazuje na lekkie nadciśnienie, a gdy było ono większe niż 180/105 mmHg, wskazywało na ciężkie nadciśnienie.

2.5.1.2. Ocena otyłości ogólnej

Waga i wysokość zostały zmierzone przy użyciu elektronicznej wagi samochodowej Sinbo QE-2003B marki Max 150kg/100g (zdjęcie 4b) oraz lokalnie wykonanej drewnianej tablicy pomiarowej w postach bez butów z lekkim ubraniem (załącznik 13). Wskaźnik masy ciała (BMI = stosunek masy ciała w kilogramach do kwadratu wysokości w metrach) został obliczony i sklasyfikowany zgodnie z normami WHO w 2007 roku w następujący sposób: normalna < 25, nadwaga 25 do 30, otyłość 30 do 35 i masywna otyłość > 35.

2.5.1.3. Ocena otyłości brzusznej

Obwód talii (WC) w centymetrach został zmierzony w pozycji stojącej przez pielęgniarkę za pomocą miernika krawieckiego, w połowie odcinka między ostatnim żebrem a górnym grzbietem biodrowym (załącznik 14), dlatego też do określenia otyłości brzusznej wykorzystano progi WC WHO (2007) (≥ 94 cm).

2.5.2. Oznaczanie krwi i parametrów serologicznych

2.5.2.1. Pomiar cukru we krwi

Glukoza w surowicy została zmierzona na pustym żołądku na oświadczeniu każdego z uczestników (dodatek 15). Hiperglikemia została zgłoszona na podstawie progów WHO. Prawidłowa wartość glikemii u dorosłego człowieka na czczo, nie będącego cukrzykiem, wynosi mniej niż 100 mg/dl. Wartość glikemii na czczo równa lub większa niż 126 mg/dl i potwierdzona dwoma pomiarami jest kryterium wykrywania cukrzycy. Dorośli, których poziom glukozy we krwi na czczo jest wyższy niż 1,1 g/l, mają nieprawidłowy poziom glukozy na czczo (WHO, 2006).

2.5.2.2. Oznaczanie cholesterolu całkowitego

Zasada ta opierała się na następujących reakcjach:

Cholesterol estrowy + H_2O $\xrightarrow{\text{Chol-Esteraza}}$ *Cholesterol* + Kwasy tłuszczowe
Cholesterol + O_2 $\xrightarrow{\text{CHOD}}$ 4-otworowy 3-jeden + H_2O_2
2 H_2O_2 + fenol + 4-aminoantypiryna $\xrightarrow{\text{POD}}$ Czerwony chinon + 4 H_2O.

Cholesterol całkowity był oznaczany metodą enzymatyczno-kolorymetryczną z komercyjnego zestawu "INMESCO-CHOD-PAP Monoreagent (Niemcy)" (tabela 5). Progi zaproponowane przez producenta zostały wykorzystane do określenia nienormalnie wysokich stężeń (≥ 200 mg/dl).

TabelaV: Serologiczne oznaczanie cholesterolu całkowitego (INMESCO-CHOD-PAP Monoreagent-Germany)

	Biały	Standard	Próbka
Odczynnik	1 ml	1 ml	1 ml
Standard	-	10 µl	-
Próbka	-	-	10 µl

Wymieszać i odczytać absorbancję przy 500 nm po 5 minutach inkubacji w temperaturze 37°C, wiedząc, że ostateczne zabarwienie jest stabilne przez co najmniej jedną godzinę.

Po oznaczeniu, otrzymane gęstości optyczne umożliwiły obliczenie stężenia cholesterolu całkowitego w surowicy w mg/dl według wzoru:
TC (mg/dl) = (OD próbki / wzorca OD) x C; C = stężenie wzorca = 200.

2.5.2.3. Oznaczanie cholesterolu HDL

Zasada opiera się na wytrącaniu przez kwas fosforowo-węglowy, w obecności jonów magnezu, chylomikronów, lipoprotein o niskiej gęstości (LDL-c) i bardzo niskiej gęstości (VLDL) zawartych w surowicy, badanie przeprowadza się enzymatyczno-kolorymetrycznie na lipoproteinie o wysokiej gęstości (HDL-c) zawartej w supernatancie otrzymanym po odwirowaniu przy 4000rpm przez 10 minut.

Z komercyjnego zestawu "INMESCO-HDL Cholesterol Precipitation (Germany)" (Tabela 6), cholesterol HDL jest oznaczany metodą oznaczania cholesterolu. Zaproponowane w zawiadomieniu progi zostały wykorzystane do określenia wysokich anormalnych stężeń (< 55 mg/dl). Po oznaczeniu, otrzymane gęstości optyczne umożliwiły obliczenie stężenia HDL-c w surowicy w mg/dl według wzoru: HDL-c (mg/dl) = (próbka OD / standard DO) x 150.

TabelaVI: Oznaczanie serologiczne HDL-c (INMESCO-HDL Opady cholesterolu - Niemcy)

Pipeta do rur wirówkowych	MACRO	Pipeta do kadzi	Biały	Standard	Próbka
Próbka	500 µl	Woda destylowana	100 µl	-	-
Odczynnik strąceniowy	1000 µl	Standard	-	100 µl	-
Wytrącanie w rozcieńczeniu	-	Supernatant	-	-	100 µl
Dobrze wymieszać, inkubować przez 10 minut w temperaturze pokojowej. Odwirowywać przy 4000 obr/min przez 10 minut, a następnie zebrać supernatant i określić stężenie HDL-c, jak wskazano w poniższej tabeli.		Odczynnik cholesterolowy	1000 µl	1000 µl	1000 µl
		Dobrze wymieszać, inkubować przez 5 minut w temperaturze 37°C lub przez 10 minut w temperaturze pokojowej. Odczytać absorbancję przed upływem jednej godziny przy 500 nm.			

2.5.2.4. Oznaczanie triglicerydów

Zasada ta opierała się na następujących reakcjach:

Triglicerydy $\xrightarrow{LPL}$ *Glicerol* + Kwasy tłuszczowe
Gliceryna + ATP $\xrightarrow{GK}$ Glicerol-3-fosforan + *ADP*
3-fosforan gliceryny + O2 $\xrightarrow{GP}$ Dihydroksyacetonefosforan + H2O2
2H2O2 + Aminoantipiryna + 4-Chlorofenol $\xrightarrow{POD}$ Chinonimina + HCl + 4H2O.

Triglicerydy były oznaczane metodą enzymatyczno-kolorymetryczną z komercyjnego zestawu "INMESCO - Triglycerides PAP Mono Liquid Monoreagent (Niemcy)" (tabela 7). Progi zaproponowane w zawiadomieniu zostały wykorzystane do określenia wysokiego nieprawidłowego stężenia (≥ 200 mg/dl).

TabelaVII: Oznaczanie serologiczne triglicerydów (INMESCO-Triglycerides PAP Mono liquid Monoreagent-Germany)

	Biały	Standard	Próbka
Odczynnik	1 ml	1 ml	1 ml
Woda destylowana	10 µl	-	-
Standard	-	10 µl	-
Próbka	-	-	10 µl
Wymieszać i odczytać absorbancję przy 500 nm po 5 minutach inkubacji w temperaturze 37°C. Ubarwienie jest stabilne przez co najmniej jedną godzinę.			

Po oznaczeniu, otrzymane gęstości optyczne umożliwiły obliczenie stężenia triglicerydów w surowicy w mg/dl zgodnie ze wzorem:
TG (mg/dl) = (OD próbki / OD wzorcowa) x C; C = stężenie wzorca = 200.

2.5.2.5. Obliczanie LDL-c

Do obliczenia stężenia LDL-c w surowicy użyto następującej zmodyfikowanej formuły Friedewalda (MFF) (Yunqin *i in.*, 2010):

LDL-c (mg/dl) = Non-HDL-c × 90% - TG × 10% z Non-HDL-c = TC - HDL-c

Progi zaproponowane przez WHO zostały wykorzystane do określenia nienormalnie wysokich stężeń ($\geq$ 170 mg/dl).

2.5.2.6. Wskaźnik miażdżycy Obliczenia

W badaniach wykorzystano wskaźnik TC/HDL-cholesterolu do wskazania ryzyka aterogennego u mężczyzn oraz do określenia wysokiego ryzyka, gdy było ono większe niż 5.

2.5.2.7. Oznaczanie transaminaz

Badania oparte są na kinetycznym pomiarze transaminaz w układzie reakcyjnym, którego celem jest utlenianie koenzymu NADH'H+.

Aminotransferaza asparaginowa (AST) katalizuje przemianę asparaginianu w oksalooctan. Powstający szczawian zostaje zredukowany do jabłczanu w obecności znanej ilości koenzymu NADH'H+ i dehydrogenazy jabłczanowej. Kinetykę tej ostatniej reakcji określa się poprzez kolejne pomiary absorbancji koenzymu NADH'H+ przy 340 nm. Z tej kinetyki wywodzi się stężenie aminotransferazy asparaginianowej.

Transaminacji alaniny do pirogronianu dokonuje się w obecności aminotransferazy alaninowej (ALT). Otrzymany pirogronian redukuje się do mleczanu w obecności koenzymu NADH'H+ i dehydrogenazy mleczanowej. Kinetyka tej ostatniej reakcji pozwala na określenie stężenia aminotransferazy alaninowej.

Zgodnie z następującymi reakcjami:

W przypadku AST

L-sparaginian + 2-oksoglutaran $\xleftrightarrow{AST}$ L-glutaminian + oksalooctan

Ooctan szczawiowy + NADH + H+ $\xleftrightarrow{MDH}$ L-Malate + NAD+

MDH = Malatedeshydrogenaza

i dla ALT

L-alanina + 2-oksoglutaran $\xleftrightarrow{ALT}$ L-Glutaminian + pirwat

Pirwat + NADH + H+ $\xleftrightarrow{LDH}$ L-mleczan + NAD+

LDH = Laktatedes-hydrogenaza

Transaminazę oznaczono metodą kinetyczną z handlowego zestawu "INMESCO-GOT (ASAT) 5 + 1 płyn (Niemcy) i INMESCO-ALT/GPT IFCC (Niemcy)" (tabela 8) dla asparaginianu, odpowiednio dla aminotransferazy (AST) i aminotransferazy alaninowej (ALT). Progi zaproponowane przez producenta zostały wykorzystane do określenia nienormalnie wysokich stężeń (< 38U/L dla AST i < 41 U/L dla ALT).

TabelaVIII: Oznaczanie serologiczne transaminaz (INMESCO-GOT (AST) 5 + 1 ciecz-Niemcy i INMESCO-ALT / GPT IFCC-Niemcy)

Réactif 1	**1 ml**
Próbka	100 µl
	Wymieszaj i poczekaj minutę
Odczynnik 2	200 µl
Wymieszać i po jednominutowej inkubacji w temperaturze 37°C, zmierzyć przy 340 nm zmianę gęstości optycznej w ciągu 3 minut, a następnie obliczyć aktywność	

Po oznaczeniu, otrzymane gęstości optyczne pozwoliły na obliczenie aktywności w U/L według wzoru: Aktywność (U/L) = F × ΔDO/min; F (współczynnik przy 340 nm) = 2064.

2.5.2.8. Oznaczanie kreatyniny

Zasada opiera się na szybkości tworzenia się fotometrycznego kompleksu barwnego pomiędzy kreatyniną a pikrynem alkalicznym, który jest mierzony. Efekty działania substancji zakłócających, takich jak bilirubina, są redukowane za pomocą metody kinetycznej.

Kreatynina była oznaczana metodą kolorymetryczną i kinetyczną jffe z komercyjnego zestawu "INMESCO-Creatinine JAFFE 1+1 liquid (Niemcy)" (tabela 9). Zaproponowane przez producenta progi zostały wykorzystane do określenia wysokich anormalnych stężeń (większych niż 1,3 mg/dl).

TabelaIX: Serologiczne oznaczanie kreatyniny (INMESCO-Creatinine JAFFE 1+1 liquid-Germany)

Odczynnik	1 ml
Wzorzec lub próbka	50 μl
1 ml	
Zmieszać w temperaturze 37°C i odczytać absorbancję $_{A1}$ przy 492 nm 60 sekund po zmieszaniu. Dokładnie 2 minuty po pierwszym czytaniu, odczytaj po raz drugi ($_{A2}$)	

Po oznaczeniu, otrzymane gęstości optyczne pozwoliły na obliczenie stężenia kreatyniny w surowicy w mg/dl zgodnie ze wzorem:
Kreatynina (mg/dl) = (ΔDO próbka / wzorzec ΔDO) x C; C = stężenie wzorca = 2

2.5.2.9. Oznaczanie kwasu moczowego

Jest to przeciwutleniacz o najwyższej reaktywności z wolnymi rodnikami, jest odzwierciedleniem obecności zjawiska niedokrwienia i jego normalna wartość u ludzi musi być mniejsza niż 8,2 mg/dl.

Zasada opiera się przede wszystkim na utlenianiu kwasu moczowego przez uricazę w alantoinie i nadtlenku wodoru; następnie nadtlenek wodoru, za pomocą nadtlenidazy, utlenia układ chromogeniczny, który daje żółty barwnik. Proces ten jest długi i stosunkowo niewrażliwy w porównaniu z metodą ultrafioletową. Zgodnie z następującymi reakcjami:

Kwas moczowy + H2O + O2 $\longrightarrow$ Alantoina$_{moczowa}$ + CO2 + *H2O2*

TBHBA + 4-aminoantypiryna + 2H2O2 $\xrightarrow{POD}$ Chinonimina + 3H2O
(TBHBA = kwas 2,4,6-Tribromo3-hydroksybenzoesowy).

Kwas moczowy był oznaczany metodą enzymatyczno-kolorymetryczną z handlowego zestawu "INMESCO-Uric Acid Mono Liquid (Niemcy)" (tabela 10). Progi zaproponowane w zawiadomieniu zostały wykorzystane do określenia wysokiego nieprawidłowego stężenia (≥ 8,2 mg/dl).

TabelaX: Oznaczanie kwasu moczowego (INMESCO - Kwas moczowy Ciecz monokrysztaltna-Niemcy)

Monoreagent	1 ml
Próbka	20 µl
Wymieszać i po 5 minutach inkubacji odczytać absorbancję przy 550 nm względem bieli w temperaturze 37°C.	

Po oznaczeniu, otrzymane gęstości optyczne pozwoliły na obliczenie stężenia kwasu moczowego w surowicy w mg/dl według wzoru:
Kwas moczowy (mg/dl) = (próbka OD / wzorca OD) x C; C = stężenie wzorca = 6.

2.5.3. Kryteria zespołu metabolicznego

Jednym z wyzwań związanych z oceną częstości występowania zespołu metabolicznego (MetS) jest istnienie kilku kryteriów i definicji diagnozy tego schorzenia. Dlatego też Międzynarodowa Federacja Diabetologiczna (IDF) uczyniła uzgodnioną definicję zespołu metabolicznego powszechnie uznanym i akceptowanym narzędziem. W przypadku IDF, MetS wiąże się z występowaniem otyłości brzusznej i co najmniej dwóch lub więcej czynników ryzyka spośród następujących: niski poziom HDL-c, nadciśnienie tętnicze, podwyższony poziom trójglicerydów oraz wysoki poziom glukozy na czczo (Alberti *i in.,* 2005). Nowa definicja zespołu metabolicznego została zaproponowana przez IDF we współpracy z NHLBI (National Heart Lung and Blood Institute), International Atherosclerosis Society oraz International Association for the Study of Obesity. Ma ona na celu "zharmonizowanie rozumienia zespołu metabolicznego" poprzez bardziej elastyczną definicję (tabela XI) niż definicja broniona przez IDF w 2005 r. (Alberti *i in.,* 2009).

TabelaXI: Definicje MetS według Międzynarodowej Federacji Diabetologicznej.

	IDF (2005)	IDF/NHLBI (2009)
	Obwód talii + 2 z 4 następujących kryteriów	3 z 5 następujących kryteriów
Wysoki obwód w talii	Niezbędne, o progach etnocentrycznych; pochodzenie europejskie > 94 cm/menów > 80 cm/kobieta	Progi etnocentryczne, przyjmując progi IDF 2005 dla osób spoza Europy i pozostawiając wybór między progami IDF a progami NCEP/ATP III dla osób pochodzenia europejskiego
Wysoka TG	> 1,5 g/l lub cechę	> 1,5 g/l lub cechę
Niski HDLc	< 0,40 g/l: mężczyźni < 0,50 g/l: kobiety	< 0,40 g/l: mężczyźni < 0 ,50 g/l: kobiety
Wysokie BP	SBP ≥ 130 mm Hg i/lub DBP > 90 mm Hg lub traitement	SBP ≥ 130 mm Hg i/lub DBP > 85 mm Hg lub traitement
Wysoki poziom cukru we krwi na czczo	≥ 1,0 g/L lub cechę	≥ 1,0 g/l lub cechę

2.6. Analizy statystyczne

Dane terenowe zostały zweryfikowane i zakodowane według obszaru zdrowotnego i grupy wiekowej przed ich pozyskaniem, przetworzeniem i przekazaniem do EPI-InfoTM w wersji 7.1.5.0. Zastosowano analizę wariancji (ANOVA), a gdy występowały znaczne różnice, test Chi Square pozwolił nam na porównanie częstotliwości, jak również test Fischera Exact Test do porównania średnich. Korelacje zostały wykonane za pomocą testu Pearsona. Wyniki wyrażono jako częstotliwość i średnie plus lub minus odchylenie standardowe na poziomie 5% istotności.

2.7. Przywrócenie wyników kontroli biochemicznej

Dzięki DHD, wyniki (załącznik 9) naszych badań zostały zwrócone naszym uczestnikom po analizie laboratoryjnej, aby poinformować i doradzić im przez lekarza, o ich stanie i znaczeniu prowadzenia zdrowego stylu życia. Zostali w tym celu zaproszeni do przeprowadzenia badań potwierdzających w szpitalu przed ich zakończeniem.

ROZDZIAŁ 3 :

WYNIKI I DYSKUSJA

3.1. Wyniki

3.1.1. Wpływ diety, alkoholu i tytoniu na ryzyko kardiometaboliczne

3.1.1.1. Główne cechy demograficzne badanej populacji

W tabelach XII i XIII przedstawiono odpowiednio charakterystykę demograficzną badanej populacji na obszarach wiejskich i miejskich. Zauważamy, że uczestnicy w każdym wieku (P > 0,05) mają znacznie wyższy poziom wykształcenia na terenach miejskich (42,06% wykształcenia średniego i 43,93% wykształcenia wyższego), w porównaniu z obszarami wiejskimi (38,78% wykształcenia średniego i 6,80% wykształcenia wyższego) (P = 0,001). Z drugiej strony, producenci i robotnicy niezależnie od wieku są znacznie liczniejsi na obszarach wiejskich (74,15% i 14,29%) (Tabela XII). Uczestnicy w każdym wieku na obu obszarach są również dobrze poinformowani o występowaniu udarów i zawałów serca w swoim otoczeniu na wsi (95,33% przy P = 0,584 w tabeli XII) lub w mieście (98,64% przy P = 0,267 w tabeli XIII).

TabelaXII: Charakterystyka demograficzna ludności wiejskiej

Charakterystyka		Obszar wiejski N = 147 – Grupa wiekowa: 30-40 lat n = 25 (17.01%) %	41-50 lat n = 26 (17.69%) %	51-60 lat n = 96 (65.31%) %	%N	*Wartość P*
Poziom badań	Niewyszkoleni	10	10	80	6.80	0.465*
	Główny	14.29	17.14	68.57	47.62	<
	Wtórne	17.54	19.30	63.16	38.78	0.001**
	Uniwersytet	4	20	40	6.80	
Stan cywilny	Pojedynczy	85.71	0	14.29	9.52	<
	Żonaty	10.08	19.38	70.54	87.76	0.001*
	Rozwiedziony	0	100	0	0.68	0.297**
	Wdowiec	0	0	100	2.04	
Zawód	Biurokrata	0	0	100	11.56	0.033*
	Produkcja	19.27	19.27	61.47	74.15	<
	Aktywność siłowa	19.05	23.81	57.14	14.29	0.001**
Informacje o udarze mózgu i zawałie serca	Tak	17.24	17.93	64.83	95.33	0.584*
	Nie	0	0	100	4.67	0.115**

% = procent według właściwości; * = p-wartość porównująca właściwości i grupy wiekowe; ** p-wartość porównująca właściwości; N = suma w obszarze.

TabelaXIII: Charakterystyka demograficzna ludności miejskiej

Charakterystyka		Obszar miejski N = 107				*Wartość P*
		Grupa wiekowa			% N	
		30-40 lat n = 32 (29.91%) %	**41-50 lat n = 25 (23.36%) %**	**51-60 lat n = 50 (46.73%) %**		
Poziom badań	Niewyszkoleni	0	0	100	1.87	<
	Główny	7.69	23.08	69.23	12.15	0.001*
	Wtórne	6.67	28.89	64.44	42.06	<
	Uniwersytet	59.57	19.15	21.28	43.93	0.001**
Stan cywilny	Pojedynczy	92.86	0	7.14	13.08	0.297**
	Żonaty	18.68	27.47	53.85	85.05	
	Rozwiedziony	100	0	0	1.87	
	Wdowiec	0	0	0	0.0	
Zawód	Biurokrata	42.37	20.34	37.29	55.14	0.01*
	Produkcja	13.89	33.33	52.78	33.65	<
	Aktywność siłowa	16.67	8.33	75	11.21	0.001**
Informacje o udarze mózgu i zawałie serca	Tak	30.39	24.51	45.10	98.64	0.267*
	Nie	20	0	80	1.36	0.115**

% = procent według cech; * = p-wartość porównująca cechy i grupy wiekowe; ** p-wartość porównująca cechy; N = suma w obszarze.

3.1.1.2. Wpływ diety na ryzyko kardiometaboliczne

3.1.1.2.1. Zdrowe odżywianie badanej populacji według wieku i środowiska życia

Z Tabeli XIV dotyczącej higieny żywności wynika, że większość naszych respondentów spożywa posiłki dwa razy dziennie zarówno na obszarach wiejskich (51,70%), jak i miejskich (63,55%), jednak osoby w wieku od 51 do 60 lat znacznie częściej spożywają posiłki 3 razy dziennie zarówno na obszarach wiejskich (67,11% przy P = 0,031), jak i miejskich (52,94% przy P = 0,407). Nie jest przestrzegana regularność tych czasów posiłków, zwłaszcza na obszarach wiejskich (60,54% przy P = 0,121). Ponadto, ogólnie rzecz biorąc, im więcej się starzejemy i im więcej spożywamy soli, tym większe jest to spożycie wśród osób w wieku od 51 do 60 lat na obszarach wiejskich (63,64% przy P = 0,246). Wydaje się jednak, że Kameruńczycy jedzą więcej w domu (5-7 razy w tygodniu), chociaż konsumpcja poza domem pozostaje rzeczywistością z nieistotną różnicą między grupami wiekowymi. Osoby mieszkające na wsi jedzą niewiele ($\leq$ 1 raz) poza domem (68,03% przy P = 0,053) w porównaniu z osobami mieszkającymi w mieście (77,57% przy P = 0,067). W Dschang Health District, zużycie wody nie jest stosowane systematycznie, chociaż różnica między obszarami wiejskimi i miejskimi nie jest znacząca (P > 0,05).

TabelaXIV: Profil higieny żywności ludności miejskiej i wiejskiej

		Obszar wiejski (N = 147)				Obszar miejski (N = 107)			
		Grupa wiekowa				**Grupa wiekowa**			
Charakterystyka		**30-40 lat n = 25 %**	**41-50 lat n = 26 %**	**51-60 lat n = 96 %**	% N	**30-40 lat n = 32 %**	**41-50 lat n = 25 %**	**51-60 lat n = 50 %**	% N
Liczba posiłków/dzień	1 raz	0	33.33	66.67	4.08	33.33	16.67	50	5.61
	2 razy	15.79	17.11	67.11	51.70	23.53	23.53	52.94	63.55
	3 razy	11.76	19.61	68.63	34.69	41.38	27.59	31.03	27.10
	≥ 3 razy	50	7.14	42.86	9.52	50	0	50	3.74
	Wartość P		*0.031*				*0.407*		
Regularne godziny posiłków	Nigdy	23.60	16.85	59.55	60.54	27.27	30.30	42.42	30.84
	Zawsze	4.35	21.74	73.91	15.65	20.83	16.67	62.50	22.43
	Czasami	8.57	17.14	74.29	23.81	36	22	42	46.73
	Wartość P		*0.121*				*0.381*		
Spożycie soli	Mała sól	0	25	75	2.72	25	75	0	3.74
	Dobra sól	18.94	15.91	65.15	89.79	30.93	20.62	48.45	90.65
	Za dużo soli	0	36.36	63.64	7.48	16.67	33.33	50	5.61

	Wartość P		*0.246*				*0.112*		
Liczba dni posiłków przyjmowanych w tygodniu/tydzień	≤ 1 raz	66.66	11.11	22.22	6.12	50	33.33	16.67	5.61
	2 - 4 razy	61.11	5.57	33.33	5.44	40	20.83	39.17	21.49
	5 - 7 razy	12.31	18.46	69.23	88.43	25.64	23.08	51.28	72.90
	Wartość P		*0.079*				*0.493*		
Liczba dni wyciągniętych posiłków/tydzień	≤ 1 raz	4	17	79	68.03	27.71	22.89	49.40	77.57
	2 - 4 razy	8.33	20.83	37.5	8.16	41.67	0	58.33	10.28
	5 - 7 razy	54.29	17.14	28.57	23.81	30.77	46.15	23.08	12.15
	Wartość P		*0.053*				*0.067*		
Zużycie wody /tydzień	≤ 1 raz	22.22	16.67	61.11	12.24	20	20	60	4.67
	2 - 4 razy	25.92	16.67	57.41	11.56	33.33	8.33	58.33	9.34
	5 - 7 razy	13.39	19.64	66.96	76.19	29.35	25	45.65	85.98
	Wartość P		*0.505*				*0.05*		

N = Wielkość populacji/obszar; % = Procent według właściwości.

3.1.1.2.2. Specyficzne dla wieku spożycie żywności w badanych obszarach

W tabeli XV przedstawiono profil żywieniowy według wieku w badanych obszarach. Na terenach wiejskich grupa wiekowa 51-60 lat konsumuje więcej (5-7 razy w tygodniu) owoców i warzyw (81,82% przy P = 0,130), podczas gdy na terenach miejskich to właśnie osoby w wieku 30-40 lat konsumują więcej (71,43% przy P = 0,808) w porównaniu z innymi grupami wiekowymi). Spożycie produktów mlecznych jest znacznie niższe na obszarach miejskich wśród osób w wieku 30-40 lat (25% przy P = 0,01) i podobnie na obszarach wiejskich (15,08% przy P = 0,85). Wydaje się również, że młodzi ludzie w wieku 30-40 lat chętnie korzystają z produktów mlecznych na obszarach miejskich (80%) i wiejskich (25%). Wysokie spożycie wołowiny obserwuje się u 85,71% młodych ludzi w grupie wiekowej 30-40 lat na wsi, z bardzo istotną różnicą w porównaniu z innymi grupami wiekowymi (P = 0,001). Zaobserwowano, że osoby w grupie wiekowej 51-60 lat licznie spożywają niewiele wieprzowiny na wsi (72,04%) i w mieście (36,17%), choć różnice te nie są istotne w porównaniu z innymi grupami wiekowymi. Tłusta żywność i nierafinowany olej palmowy są mało (≤ 1 raz w tygodniu) lubiane w grupie wiekowej 51-60 lat odpowiednio 64,35% (P > 0,05) i 64,37% (P > 0,05) na wsi i 45,68% (P > 0,05) i 32,83% (P = 0,023) w mieście w porównaniu z innymi grupami wiekowymi. Słodka żywność i słodycze są powszechnie spożywane (5-7 razy w tygodniu) w grupie wiekowej 30-40 lat na badanym obszarze, z 47,37% (P < 0,028) na wsi i 42,86% osób w mieście, choć różnica ta nie jest znacząca pomiędzy grupami wiekowymi w tej ostatniej strefie.

TabelaXV: Profil żywieniowy według wieku i środowiska życia

Charakterystyka		Obszar wiejski N = 147			Obszar miejski N = 107		
		Grupa wiekowa			**Grupa wiekowa**		
		30-40 lat (n = 25) %	**41-50 lat (n = 26) %**	**51-60 lat (n = 96) %**	**30-40 lat (n = 32) %**	**41-50 lat (n = 25) %**	**51-60 lat (n = 50) %**
Spożycie owoców i warzyw / tydzień	≤ 1 raz	18.18	16.36	65.45	28.17	25.35	46.48
	2 - 4 razy	9.80	32.07	58.12	24.36	32.90	42.74
	5 - 7 razy	0	18.18	81.82	71.43	14.29	14.29
	Wartość P		*0.130*			*0.808*	
Spożycie produktów mlecznych / tydzień	≤ 1 raz	15.08	18.25	66.67	25	26.14	48.86
	2 - 4 razy	36.11	8.33	55.56	45.56	13.33	41.11
	5 - 7 razy	25	16.67	58.33	80	0	20
	Wartość P		*0.848*			*0.012*	
Spożycie mięsa krowiego / tydzień	≤ 1 raz	12.88	18.18	68.94	27.08	25	47.92
	2 - 4 razy	16.67	11.11	72.22	42.78	21.67	35.56
	5 - 7 razy	85.71	14.29	0	100	0	0
	Wartość P		*0.001*			*0.725*	
Spożycie mięsa wieprzowego / tydzień	≤ 1 raz	10.75	17.20	72.04	31.91	31.91	36.17
	2 - 4 razy	0	0	33.33	33.33	25	41.67
	5 - 7 razy	100	0	0	100	0	0
	Wartość P		*0.105*			*0.296*	
Spożycie tłuszczu / tydzień	≤ 1 raz	16.52	19.13	64.35	28.39	25.92	45.68
	2 - 4 razy	12.17	13.23	41.27	43.33	13.33	43.33
	5 - 7 razy	18.75	6.25	75	33.33	22.22	44.44

	Wartość P		*0.064*			*0.524*	
Zużycie oleju palmowego / tydzień	≤ 1 raz	17.24	18.39	64.37	41.79	25.37	32.83
	2 - 4 razy	12.5	12.5	75	9.44	19.07	71.48
	5 - 7 razy	16.22	18.92	64.86	11.11	22.22	66.67
	Wartość P		*0.624*			*0.023*	
Spożycie produktów słodkich / tydzień	≤ 1 raz	14.28	15.38	70.33	27.45	29.41	43.14
	2 - 4 razy	8.74	20.44	70.81	29.8	11.16	59.04
	5 - 7 razy	47.37	10.53	42.11	42.86	35.71	21.43
	Wartość P		*0.028*			*0.631*	

N = Wielkość populacji/obszar; % = Procent według właściwości.

3.1.1.2.3. Wpływ środowiska i spożycia soli na ciśnienie krwi

Rysunek 3 pokazuje wpływ spożycia soli na ciśnienie krwi. Zaobserwowano, że ci, którzy zgłaszali jedzenie bardzo słone, mają na ogół wyższe skurczowe i rozkurczowe ciśnienie krwi niż inne grupy. Nie ma jednak istotnej różnicy (P > 0,05) między obszarami wiejskimi i miejskimi a całym Dschang Health District. Na wsi ciśnienie krwi jest znacznie wyższe wśród respondentów, którzy spożywają bardzo dużo soli w porównaniu z tymi, którzy spożywają dobrą sól i mało soli (P = 0,037).

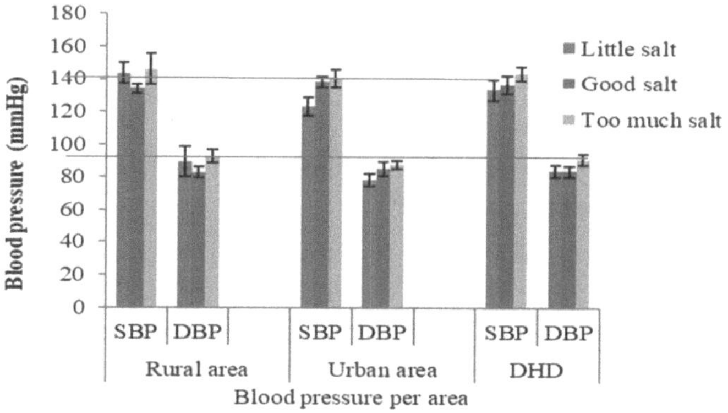

Rysunek 3: Wpływ spożycia soli na ciśnienie krwi

SBP = skurczowe ciśnienie krwi; DBP = rozkurczowe ciśnienie krwi; DHD = Dschang Health District.

— Próg skurczowego (90 mmHg) i rozkurczowego (140 mmHg) ciśnienia krwi

3.1.1.2.4. Wpływ środowiska i zużycia oleju palmowego na lipidy

Rysunek 4 pokazuje wpływ środowiska i zużycia oleju palmowego na lipidy. Liczba ta pokazuje, że całkowity poziom cholesterolu na obszarach wiejskich jest niezależny od liczby dni tygodniowego spożycia oleju palmowego i tłuszczu, podczas gdy na obszarach miejskich spożycie to wpływa na całkowity poziom cholesterolu, który jest znacząco różny we wszystkich grupach konsumentów (P < 0,05). Triglicerydy wykazują tę samą tendencję, z tą tylko różnicą, że na obszarze miejskim różnica nie jest znacząca między grupą osób, które spożywają niewiele (≤ 1 raz na tydzień), a tymi, które spożywają dużo (5-7 razy na tydzień).

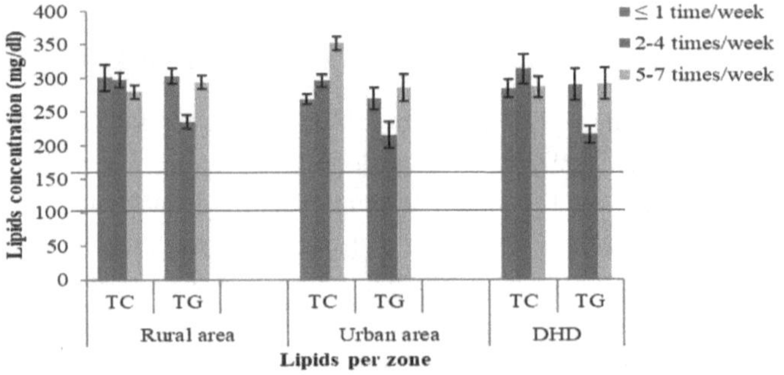

Rysunek 4: Wpływ zużycia oleju palmowego na poziom cholesterolu i trójglicerydów

TG = Triglyceride; TC = Total Cholesterol; DHD = Dschang Health District.

—— = Próg stężenia triglicerydów (150 mg/ml) i cholesterolu całkowitego (200 mg/ml)

3.1.1.2.5. Wpływ zużycia oleju palmowego i środowiska na wskaźnik masy ciała i wskaźnik miażdżycy

Rysunek 5 przedstawia wpływ zużycia oleju palmowego i środowiska na wskaźnik masy ciała i wskaźnik miażdżycy. Stwierdza się, że wskaźnik masy ciała nie wzrasta znacząco w zależności od ilości oleju palmowego i tłuszczu spożywanych na terenach wiejskich (26,32 ±1,77) i miejskich (28,37 ±2,25) oraz w całym Dschang Health District (27,71 ±1,26). Nie obserwuje się istotnej różnicy we wskaźniku miażdżycy na wszystkich obszarach, chociaż wskaźnik ten jest wyższy na obszarach miejskich (4,6 ±0,46).

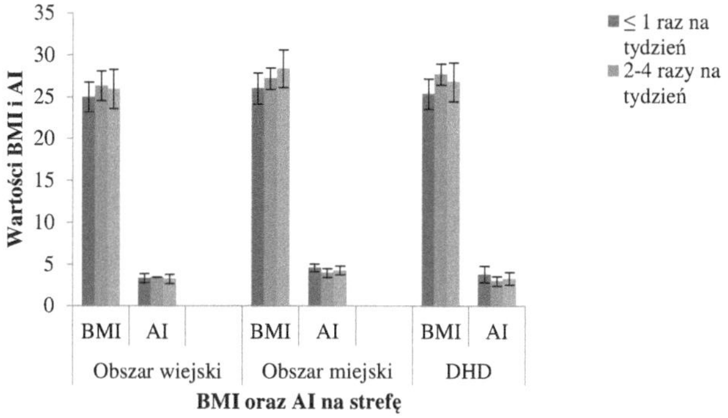

Rysunek 5: Wpływ zużycia oleju palmowego na wskaźnik masy ciała i wskaźnik miażdżycy

BMI = wskaźnik masy ciała; AI = wskaźnik miażdżycy; DHD = Dschang Health District.

3.1.1.2.6. Wpływ spożycia węglowodanów i białka na niektóre parametry biochemiczne

Rysunek 6 przedstawia wpływ spożycia żywności bogatej w cukier i białko na parametry biochemiczne. Poziom cukru we krwi wzrasta wraz ze spożywaniem żywności zawierającej cukier, niezależnie od obszaru. Jednak wskaźnik ten jest wyższy na obszarach miejskich (1,64 ±0,19 g/l) w porównaniu z obszarami wiejskimi (1,44 ±0,46 g/l), chociaż różnica ta nie jest znacząca w grupie osób spożywających tę żywność 5-7 razy w tygodniu. Kwas moczowy jest bardzo wysoki na terenach wiejskich, zwłaszcza w grupie 2-4 razy w tygodniu (21,35 ±1,98 mg/dl) i znacznie różni się od terenów miejskich (12,82 ±0,35 mg/dl przy $P < 0,05$). Istnieje również nieistotna różnica pomiędzy różnymi grupami konsumentów, chociaż poziom kreatyniny jest wyższy na obszarach wiejskich (1,45 ±0,94 mg/dl) niż na obszarach miejskich (1,08 ±0,52 mg/dl). W Dschang Health District obserwuje się wysoki wskaźnik (1,94 ±0,57 mg/dl) dla grupy spożywającej produkty mięsne 5 do 7 razy w tygodniu.

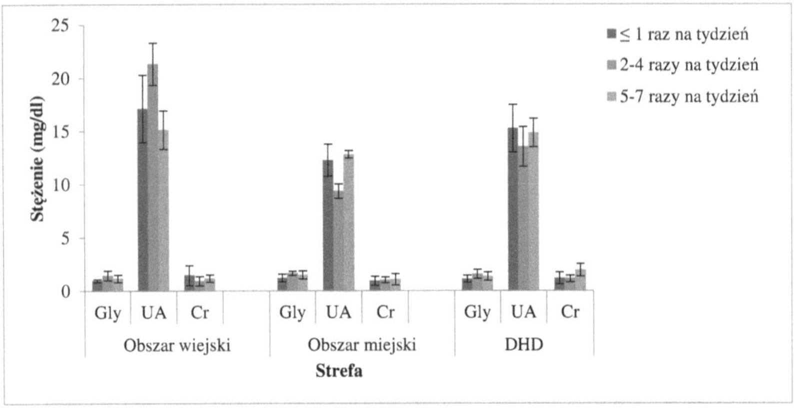

Rysunek 6: Wpływ konsumpcji żywności na poziom glukozy we krwi, kwasu moczowego i kreatyniny

Próg glukozy we krwi (1,1 g/l), próg kwasu moczowego (3,6 - 8,2 mg/ml) i kreatyniny (0,6 - 1,3 mg/ml)

3.1.1.3. Wpływ spożycia alkoholu na ryzyko kardiometaboliczne

3.1.1.3.1. Zmiany w profilu alkoholowym badanej populacji

Profil alkoholowy ludności przedstawiono w tabeli XVI. Z tabeli wynika, że 66,40% osób pijących alkohol na wsi należy do grupy wiekowej 51-60 lat, przy czym różnica ta jest nieistotna (P = 0,73) w porównaniu z innymi grupami wiekowymi. Na terenie miasta 47,42% (P = 0,34) osób w grupie wiekowej 51-60 lat spożywa alkohol. Ta sama grupa wiekowa na obu obszarach to ta, która spożywa codziennie alkohol (71,43%) na obszarach wiejskich (54,55%) na obszarach miejskich. Okazuje się również, że na obszarach wiejskich 9,92% osób spożywa ponad trzy piwa dziennie, a 31,30% uczestników na obszarach wiejskich jest świadomych, że alkohol wpływa na ich zdrowie w porównaniu z tymi na obszarach miejskich (30,30% przy P > 0,05). Spożycie alkoholu jest zwiększone w miejscach publicznych - odpowiednio 75,57% (wieś) i 73,74% (miasto) osób, które przyznają się do skruchy po spożyciu dużej ilości alkoholu. Odpowiednio na obszarach wiejskich (67,18%) i miejskich (63,64%) P > 0,05.

TabelaXVI: Status alkoholu w badanej populacji

Charakterystyka		Obszar wiejski (n = 147)				Obszar miejski (n = 107)			
		Grupa wiekowa			%N	**Grupa wiekowa**			%N
		30-40 lat n = 25 %	**41-50 lat n = 26 %**	**51-60 lat n = 96 %**		**30-40 lat n = 32 %**	**41-50 lat n = 50 %**	**51-60 lat n = 25 %**	
Status alkoholu	Były poidło	0	25	75	2.72	0	0	100	1.87
	Drinker	17.19	16.41	66.40	87.07	27.83	24.74	47.42	40.19
	Nie poidło	20	26.67	53.33	10.21	62.50	12.50	25	7.48
	Wartość P		*0.730*				*0.345*		
Ilość / dzień	1 do 2 piw	12.28	22.81	64.91	43.51	31.37	27.45	41.18	51.52
	1 do 2 szklanek	16.07	14.29	69.64	42.75	21.88	21.88	56.25	32.32
	3 butelki i więcej	30.77	7.69	61.54	9.92	25	18.75	56.25	16.16
	Mniej niż jedna szklanka	40	0	60	3.82	0	0	0	0
	Wartość P		*0.328*				/		
Miejsce konsumpcji	W domu	10.34	20.69	68.97	22.14	26.09	26.09	47.83	23.23
	W pracy	66.67	33.33	0	2.29	0	33.33	66.67	3.03
	Miejsca publiczne	17.17	15.15	67.68	75.57	28.77	23.29	47.95	73.74
	Wartość P		*0.087*				*0.868*		
Moment intensywnej konsumpcji /tydzień	od poniedziałku do piątku	0	75	25	3.05	37.50	12.50	50	8.08
	Nie wiem	18.75	8.33	72.92	36.64	23.08	26.92	50	26.26
	Weekend	17.19	20.31	62.50	48.85	28.85	26.92	44.23	52.53

	Codziennie	13.33	13.33	73.33	11.45	23.08	15.38	61.54	13.13
	Wartość P		*0.040*				*0.882*		
Pora roku, kiedy konsumpcja jest intensywna	Nie wiem	13.51	13.51	72.97	28.24	23.33	33.33	43.33	30.30
	Maj-październik	100	0	0	1.53	33.33	0	66.67	3.03
	listopad-kwiecień	16.30	18.48	65.22	70.23	28.79	21.21	50	66.67
	Wartość P		*0.029*				*0.615*		
Wyrzuty sumienia i zapomnienie po wypiciu	Tak	19.32	15.91	64.77	67.18	23.81	22.22	53.97	63.64
	Nie	11.63	18.60	69.77	32.82	33.33	27.78	38.89	36.36
	Wartość P		*0.535*				*0.345*		

n = Wielkość/miejsce zaludnienia; % = Procent według właściwości.

3.1.1.3.2. Zmienność lipidów w funkcji spożycia alkoholu w Dschang Health District

Rysunek 7 ilustruje zmienność lipidów w funkcji spożycia alkoholu. Wydaje się, że wśród osób pijących cholesterol całkowity jest znacznie wyższy na terenie miasta (398,34 ±21,48 mg/dl) w porównaniu z obszarem wiejskim (314,17 ±32,26 mg/dl) (P < 0,05). Stwierdzono również, że HDL-c jest niska i niższa od normy we wszystkich grupach w obszarze miejskim (13,13 ±4,32 mg/dl dla byłych osób pijących, 21,55 ±4,44 mg/dl dla osób pijących i 24,41 ±10,11 mg/dl dla osób niepijących). Należy zauważyć, że wśród osób starszych poziom triglicerydów jest znacznie wyższy na obszarach wiejskich (177,42 ±16,97 mg/dl) w porównaniu z obszarami miejskimi (117,16 ±16,09 mg/dl). LDL-c pokazuje, że na obszarach wiejskich wskaźnik ten jest najwyższy wśród osób niepijących (219,93 ±37,58 mg/dl), a znacznie wyższy wśród osób pijących w miastach (P < 0,001) (438,78 ±19,23 mg/dl) w porównaniu z osobami nie pijącymi (203,61 ±21,5 mg/dl) i pijącymi (205,17 ±16,54 mg/dl).

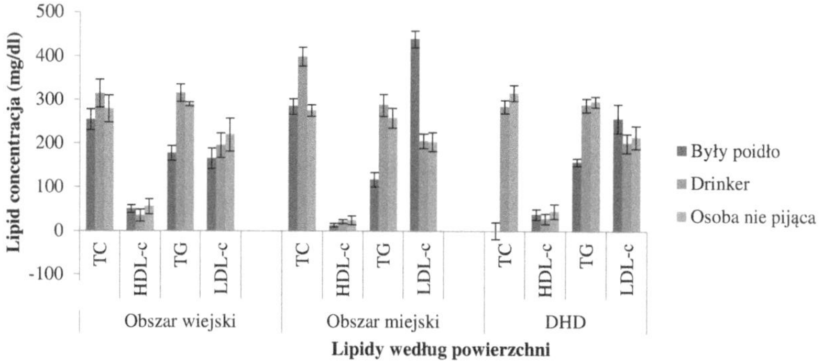

Rys. 7: Wpływ spożycia alkoholu na lipidy we krwi.
TC = Cholesterol całkowity; TG = Triglicerydy; DHD = Dschang Health District; HDL = Lipoproteina o dużej gęstości; LDL = Lipoproteina o małej gęstości.

3.1.1.3.3. Wpływ statusu alkoholowego na wskaźnik miażdżycy w Dschang Health District

Rycina 8 pokazuje wpływ statusu alkoholowego na wskaźnik miażdżycy w Dschang Health District. W obszarze miejskim wskaźnik miażdżycy jest bardzo znacząco podwyższony wśród osób pijących (5,1 ±0,22) w porównaniu z osobami pijącymi na wsi (3,38 ±0,4). Dawni pijacy na terenach wiejskich mają niski wskaźnik miażdżycy (1,85 ±0,1), znacznie różniący się od pijących i niepijających na tych terenach, a także od mieszkańców miast i Dschang Health District ($P < 0,05$).

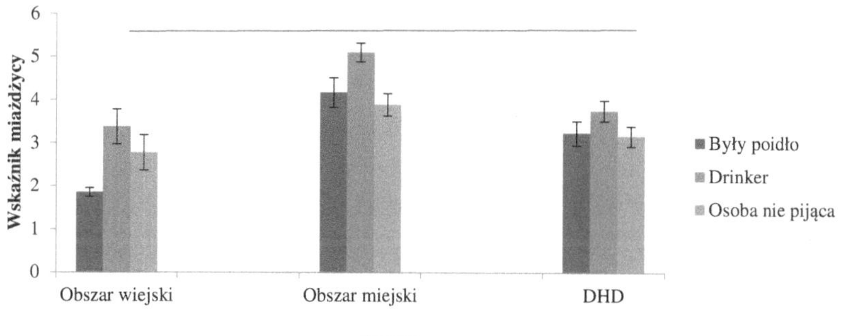

Rysunek 8: Wpływ spożycia alkoholu na wskaźnik miażdżycy.
DHD = Dschang Health District.

——= Próg wskaźnika miażdżycowego (5)

3.1.1.3.4. Wpływ statusu alkoholu na poziom transaminaz w Dschang Health District

Wpływ statusu alkoholu na poziom transaminaz jest przedstawiony na rysunku 9. Liczba ta pokazuje, że w Dschang Health District, ALT jest wyższa u osób pijących (15,67 ±1,63 U/L) w porównaniu z osobami pijącymi i nie pijącymi (P > 0,05). To właśnie dawni pijacy (23,43 ±2,01 U/L) mają znacznie wyższe AST w porównaniu z niepijającymi (18 ±2,07 U/L). Na terenach wiejskich ALT osób pijących alkohol (25,12 ±1,93 U/L) jest znacznie wyższy w porównaniu z osobami nie pijącymi (16,81 ±1,53 U/L) i pijącymi dawniej (13,05 ±1,4 U/L), natomiast na terenach miejskich AST jest bardzo wyraźnie wyższa wśród osób pijących dawniej (27,24 ±1,37 U/L) w porównaniu z pijącymi (18,03 ±1,33 U/L) i nie pijących (14,83 ±1,12 U/L) (P < 0,05).

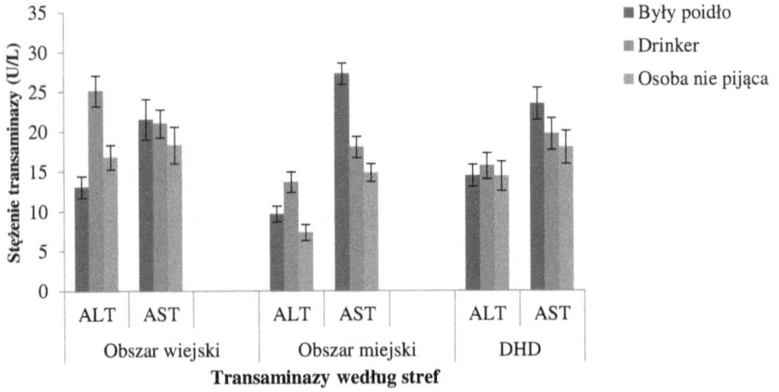

Rysunek 9: Wpływ spożycia alkoholu na transaminazę.
ALT = Alanina aminotransferaza; AST = Aspartate aminotransferase; DHD = Dschang Health District.

3.1.1.3.5. Wpływ statusu alkoholowego na poziom glukozy we krwi w Dschang Health District

Rycina 10 pokazuje wpływ statusu alkoholowego na poziom glukozy we krwi w Dschang Health District. Na podstawie obserwacji stwierdzono, że poziom glukozy we krwi byłych poideł jest wyższy (1,43 ±0,16 g/l) bez istotnych różnic w porównaniu z poidłami (1,27 ±0,1 g/l) i niepijącymi (1,17 ±0,09 g/l). Dawni pijacy w miastach mają wysoki poziom glukozy we krwi (1,74 ±0,03 g/l), z istotną różnicą w porównaniu z pijącymi (1,16 ±0,14 g/l) i nie pijącymi (1,02 ±0,08 g/l).

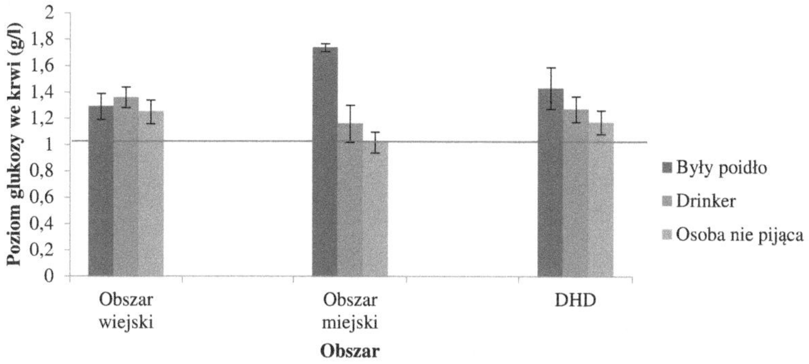

Rysunek 10: Wpływ spożycia alkoholu na poziom glukozy we krwi.
DHD = Dschang Health District.

= Próg poziomu cukru we krwi (1,1 g/l)

3.1.1.3.6. Wpływ statusu alkoholowego na kreatyninę w Dschang Health District

Rysunek 11 pokazuje, jak różne są poziomy kreatyniny w zależności od statusu alkoholowego. Okazuje się, że w Dschang Health District osoby niepijące miały wyższy wskaźnik (1,32 ±0,12 mg/dl), chociaż różnica ta nie była znacząca (P > 0,05) w porównaniu z byłymi osobami pijącymi (0,84 ±0,15 mg/dl) i pijącymi (1,12 ±0,15 mg/dl). Na obszarach wiejskich wskaźnik spożycia alkoholu jest wyższy (1,27 ±0,21 mg/dl) i nie ma istotnej różnicy w porównaniu z innymi grupami. W obszarze miejskim osoby niepijące miały istotnie podwyższony wskaźnik (1,43 ±0,2 mg/dl) (P < 0,001) w porównaniu z osobami pijącymi (0,9 ±0,15 mg/dl) i byłymi pijącymi (0,32 ±0,03 mg/dl).

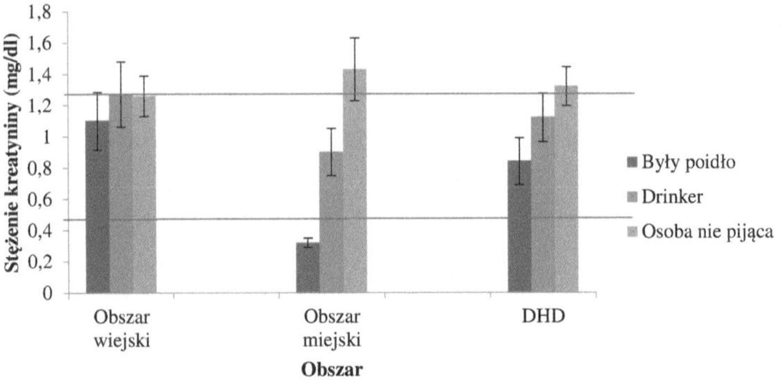

Rys. 11: Wpływ spożycia alkoholu na kreatyninę.
DHD = Dschang Health District.
=Odstęp czasowy progu kreatyniny (0,6 - 1,3 mg/ml)

3.1.1.3.7. Wpływ statusu alkoholu na poziom kwasu moczowego w Dschang Health District

Rysunek 12 przedstawia zmienność poziomu kwasu moczowego w funkcji statusu alkoholowego. Na tym rysunku zaznaczono, że we wszystkich obszarach stawki są wyższe od wartości normalnej, która wynosi od 3,6 do 8,2 mg/dl. Byli pijacy mają wyższe wskaźniki bez znaczących różnic (P > 0,05) na obszarach wiejskich (18,75 ±1,35 mg/dl) i w okręgu (17,43 ±2,57 mg/dl) w porównaniu do pijących (18,47 ±1,7 mg/dl i 14,71 ±2,16 mg/dl) i niepijających (16,84 ±0,56 mg/dl i 16,8 ±2,57 mg/dl) odpowiednio z każdej strefy.

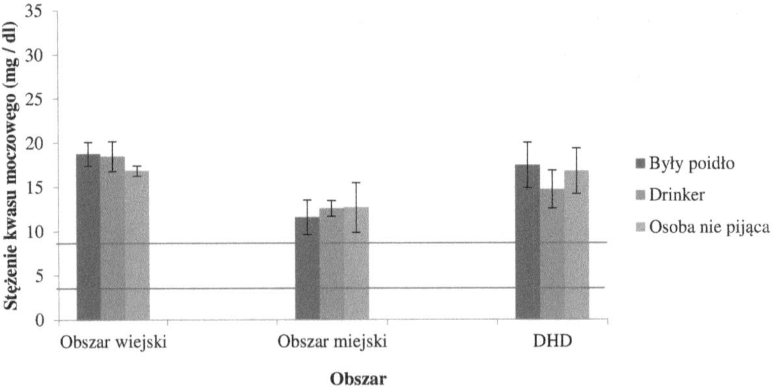

Rysunek 12: Wpływ spożycia alkoholu na kwas moczowy.
DSD = Dschang Health District.
= przedział wartości progowej dla kwasu moczowego (3,6 - 8,2 mg/ml)

3.1.1.3.8. Wpływ wieku i statusu alkoholu na niektóre zagrożenia kardiometaboliczne

Wpływ alkoholu i wieku na ryzyko kardiometaboliczne przedstawiono w tabeli XVII. Hiperglikemię obserwowano u pijących we wszystkich grupach wiekowych z nieistotną różnicą (P > 0,05). Stwierdzono jednak istotną różnicę w poziomie glukozy we krwi (P < 0,001) pomiędzy byłymi pijącymi (0,84 ±0,0 g/l) w wieku 41-50 lat a osobami w wieku 51-60 lat (1,56 ±0,64 g/l) z hiperglikemią. Wszystkie kategorie statusu alkoholowego we wszystkich grupach wiekowych miały wysoki poziom cholesterolu całkowitego, trójglicerydów i LDL-c w całym Dschang Health District (P > 0,05). HDL-c jest bardzo niska wśród młodych ludzi w wieku 30-40 lat (22,41 ±3,21 mg/dl i 16,81 ±2,76 mg/dl odpowiednio dla osób pijących i nie pijących). W grupie wiekowej 41-50 lat same osoby pijące miały nieprawidłowy poziom HDL-c (25,51 ±4,82 mg/dl) (P > 0,05) w porównaniu z innymi grupami. W grupie wiekowej 51-60 lat byli pijący i pijący mają również nieprawidłowy poziom HDL-c (odpowiednio 33,12 ±2,76 mg/dl i 32,14 ±3,56 mg/dl) w porównaniu z tymi, którzy nie piją (58,10 ±2,48 mg/dl), którzy są powyżej progu (> 55 mg/dl). Wskaźnik miażdżycy, choć znacząco podwyższony (P < 0,05) w grupie 31-40 lat (odpowiednio 4,13 ±0,34 i 4,42 ±0,08 u byłych pijących i niepijących), pozostaje poniżej progu krytycznego, to jednak taka sama obserwacja jest dokonywana w pozostałych grupach wszystkich grup wiekowych bez istotnych różnic. Transaminazy we wszystkich grupach wiekowych i we wszystkich grupach są poniżej progu krytycznego, ale wartości AST i ALT wzrastają wraz z wiekiem i stanem alkoholu (P < 0,05) jest to np. wskaźnik AST dla osób niepijących w wieku 30-40 lat (15,69 ±1,44 mg/dl), grupy 41-50 lat (22,99 ±6,29 mg/dl) i 51-60 lat (24,27 ±16,84 mg/dl). Kwas moczowy jest bardzo wysoki we wszystkich grupach wiekowych, z wyjątkiem byłych pijących w wieku 41-50 lat, którzy mają normalną częstość (6,95 ±0,0 mg/dl) z istotną różnicą w porównaniu z innymi grupami wiekowymi. Wartości kreatyniny, choć wszystkie są prawidłowe niezależnie od niższego statusu w grupie wiekowej 41-50 lat (0,98 mg/dl w pijących i 0,95 mg/dl w niepijących) w porównaniu z grupą 30-40 lat (1,14 mg/dl w pijących i 1,44 mg/dl w niepijących) i grupą 51-60 lat (1,15 mg/dl w pijących i 1,41 mg/dl w niepijących) bez istotnej różnicy (P > 0,05).

TabelaXVII: Wpływ spożycia alkoholu i wieku na niektóre zagrożenia kardiometaboliczne

	30 - 40 lat			**41 - 50 lat**			**51 - 60 lat**			
Status Alkoholica	Były poidło (n = 0) Mean ±SD	Drinker (n = 49) Mean ±SD	Osoba niepijąca (n = 8) Mean ±SD	Były poidło (n = 1) Mean ±SD	Drinker (n = 45) Mean ±SD	Osoba niepijąca (n = 5) Mean ±SD	Były poidło (n = 5) Mean ±SD	Drinker (n = 131) Mean ±SD	Osoba niepijąca (n = 10) Mean ±SD	***Wartość P***
Gly **(g/l)**	/	1.21 ±0.36	1.06 ±0.37	0.84 ± 0.00	1.25 ±0.34	1.04 ±0.27	1.56 ±0.64	1.31 ±0.41	1.32 ±0.39	0.653 < 0.001
TC **(mg/dl)**	/	287.03 ±106.09	299.94 ±171.69	370.86 ±87.36	277.95 ±76.20	258.54 ±90.85	334.57 ±174.5	289.37 ±122.89	356.64 ±151.3	0.533 < 0.001
HDL **(mg/dl)**	/	22.41 ±3.21	16.81 ±2.76	62.15 ±8.75	25.51 ±4.82	62.67 ±6.97	33.12 ±2.76	32.14 ±3.56	58.10 ±2.48	0.027 < 0.001
TG **(mg/dl)**	/	267.77 ±167.09	256.72 ±177.04	144.78 ±9.11	260.03 ±165.77	317.46 ±146.22	159.85 ±75.20	302.01 ±189.54	314.85 ±144.4	0.394 < 0.001
LDL **(mg/dl)**	/	211.38 ±101.35	229.15 ±155.45	263.36 /	201.20 ±108.19	144.54 ±90.60	255.31 ±180.9	196.87 ±110.11	237.21 ±123.0	0.51 0.47
AI	/	4.13 ±0.34	4.425 ±0.08	1.723 ±0.03	3.63 ±0.58	2.35 ±0.49	3.53 ±0.43	3.64 ±0.77	2.56 ±0.46	0.279 <0.001
ALT **(U/L)**	/	17.65 ±2.87	14.16 ±0.14	12.38 ±0.03	15.74 ±1.46	17.50 ±5.83	14.86 ±6.14	18.49 ±3.91	24.48 ±6.72	0.409 < 0.001
AST **(U/L)**	/	18.23 ±3.10	15.69 ±1.44	20.02 /	19.74 ±8.58	22.99 ±6.29	24.11 ±11.89	20.16 ±10.77	24.27 ±16.84	0.31 0.50
UA **(mg/dl)**	/	12.29 ±9.67	17.08 ±8.39	6.95 ± 0.00	14.31 ±9.79	11.96 ±6.45	19.53 ±13.19	15.72 ±11.29	19.00 ±17.62	0.740 < 0.001
Cr **(mg/dl)**	/	1.14 ±1.36	1.44 ±1.64	0.34 /	0.98 ±1.32	0.95 ±0.99	0.94 ±1.34	1.15 ±1.66	1.41 ±1.03	0.202 0.94

n = liczba ludności/charakterystyka; Gly = cukier we krwi; TC = cholesterol całkowity; TG = trójglicerydy; AI = wskaźnik miażdżycy; AU = kwas moczowy; Cr = kreatynina; ALT = aminotransferaza aminotransferaza alaminowa; AST = aminotransferaza aspartacyjna; Mean± SD = średnia ± odchylenie standardowe.

3.1.1.3.9. Wpływ stylu życia na status alkoholowy

Tabela XVIII przedstawia wpływ stylu życia na stan zdrowia w Dschang Health District. Zarówno na obszarach wiejskich, jak i miejskich wdowcy i osoby rozwiedzione są w 100% alkoholikami, podczas gdy 87,40% mieszkańców wsi i 91,21% mieszkańców miast jest mężatkami. Osoby samotne (78,57% na wsi i 85,71% w mieście) są pijące, choć różnice nie są znaczące pomiędzy grupami o statusie alkoholowym wsi (P = 0,941) i miasta (P = 0,235). Zarówno poziom wykształcenia, jak i zawód nie mają istotnego wpływu na status alkoholowy w DHD.

TabelaXVIII: Wpływ stylu życia na spożycie alkoholu

Charakterystyka		OBSZAR WIEJSKI (N = 147)			OBSZAR MIEJSKI (N = 107)		
		Były poidło (n = 4) %	**Drinker (n = 128) %**	**Osoba nie pijąca (n = 15) %**	**Były poidło (n = 6) %**	**Drinker (n = 78) %**	**Osoba nie pijąca (n = 23) %**
Stan cywilny	Pojedynczy	0	78.57	21.43	0	85.71	14.28
	Rozwiedziony	0	100	0	0	100	0
	Żonaty	3.15	87.40	9.45	2.20	91.21	6.59
	Wdowiec	0	100	0	0	0	0
	P-Value		*0.941*			*0.235*	
Poziom wykształcenia	Nieuczelniany	0	60	40	0	100	0
	Główny	2.86	82.86	14.28	0	92.31	7.69
	Wtórne	3.51	94.74	1.75	2.22	97.78	0
	Uniwersytet	0	100	0	2.13	82.98	14.89
	P-Value		*0.010*			*0.113*	
Zawód	Aktywność siłowa	0	90.48	9.52	0	91.67	8.33
	Biurokracja	5.88	88.23	5.88	3.39	84.74	11.86
	Produkcja	2.75	86.24	11	0	100	0
	P-Value		*0.658*			*0.291*	

% = procent według charakterystyki; N = wielkość / powierzchnia. siła

3.1.1.4. Wpływ palenia na ryzyko kardiometaboliczne

3.1.1.4.1. Wpływ wieku i środowiska naturalnego na spożycie tytoniu

Tabela XIX przedstawia stan palenia w DHD w zależności od wieku. Pokazuje to, że największy odsetek (69,96%) stanowią osoby niepalące i znajdują się one w grupie wiekowej 51-60 lat. Na wsi było 68,54% osób niepalących, z istotną różnicą (P = 0,025) w porównaniu z obszarem miejskim (36,25%). Palacze stanowią zaledwie 20,55% na obszarach wiejskich i 16,82% w miastach, a większość z nich pali od ponad 10 lat, przy czym zaobserwowano, że grupa wiekowa 51-60 lat składa się z byłych palaczy (81,48%) z istotną różnicą (P < 0,001) w porównaniu z innymi grupami palaczy na obszarach wiejskich. 44,44% osób pali mniej niż jeden pakiet na obszarach wiejskich, co stanowi znaczną różnicę w porównaniu z palaczami miejskimi (29,63%). Również miejsce narażenia na dym tytoniowy znajduje się w miejscach publicznych - 91,16% na obszarach wiejskich i 92,45% w miastach i nadal jest to grupa wiekowa 51-60 lat, która jest znacząco narażona na dym tytoniowy na obszarach wiejskich (67,91% przy P = 0,03).

TabelaXIX: Status palacza w zależności od wieku i miejsca zamieszkania

Charakterystyka		Obszar wiejski (N = 147)				Obszar miejski (N = 107)			
		Grupa wiekowa			**%N**	**Grupa wiekowa**			**%N**
		30-40 lat n = 25 %	**41-50 lat n = 26 %**	**51-60 lat n = 96 %**		**30-40 lat n = 32 %**	**41-50 lat n = 25 %**	**51-60 lat n = 50 %**	
Status tytoniu	Osoba niepaląca	15.73	15.73	68.54	69.96	38.75	25	36.25	74.77
	Palacz	30	26.67	43.33	20.55	5.56	22.22	72.22	16.82
	Były palacz	3.70	14.81	81.48	18.49	0	11.11	88.89	8.41
	P-Value		*0.025*				*0.002*		
Miejsce konsumpcji tytoniu	W rodzinie	20	30	50	22.22	0	20	80	18.52
	W pracy	7.69	15.38	76.92	28.89	12.50	12.50	75	29.63
	Miejsca publiczne	31.82	22.73	45.45	48.89	0	21.43	78.57	51.85
	P-Value		*0.374*				*0.624*		
Ilość spożyta tygodniowo	1 do 2 opakowań	5.88	29.41	64.71	37.78	0	11.11	88.89	33.33
	2 opakowania i więcej	25	37.50	37.50	17.78	10	20	70	37.04
	Mniej niż jedna paczka	35	10	55	44.44	0	25	75	29.63
	P-Value		*0.144*				*0.665*		

Miejsce narażenia na dym tytoniowy	W pracy	41.67	16.67	41.67	8.16	28.57	28.57	42.86	6.60
	W rodzinie	100	0	0	0.68	0	0	100	0.94
	Miejsca publiczne	14.18	17.91	67.91	91.16	30.61	23.47	45.92	92.45
	P-Value		*0.029*				*0.867*		

% = wartość procentowa według właściwości; N = wielkość/obszar.

3.1.1.4.2. Wpływ spożycia tytoniu na lipidy

Rysunek 13 przedstawia profil lipidowy, na który ma wpływ zużycie tobako w DHD. Zaobserwowano, że całkowity poziom cholesterolu u byłych palaczy jest wyższy (311,42 ±28,51 mg/dl), ale różnica nie jest znacząca w porównaniu z osobami palącymi (277,64 ±20,77 mg/dl) i niepalącymi (287,95 ±23,99 mg/dl). Wszystko to jest jak w przypadku triglicerydów, które są wyższe wśród palaczy z obszarów wiejskich (349 ±49,23 mg/dl à P > 0,05), ale na obszarze miejskim to byli palacze (343,78 ±48,08 mg/dl) mają najwyższy wskaźnik, ale różnica nie jest istotna w porównaniu z innymi kategoriami palaczy (P > 0,05). Zauważa się również, że wskaźnik HDL-c jest niższy wśród osób niepalących niezależnie od wszystkich obszarów, ale jest on porównywalny do wskaźnika dla osób palących (36,39 ±13,51 mg/dl na obszarach wiejskich i 26,24 ±12,33 mg/dl na obszarach miejskich), niepalących (34,7 ±14,03 mg/dl na obszarach wiejskich i 19,89 ±7,04 mg/dl na obszarach miejskich), mimo że pozostaje on poniżej wartości normalnej (> 55 mg/dl).

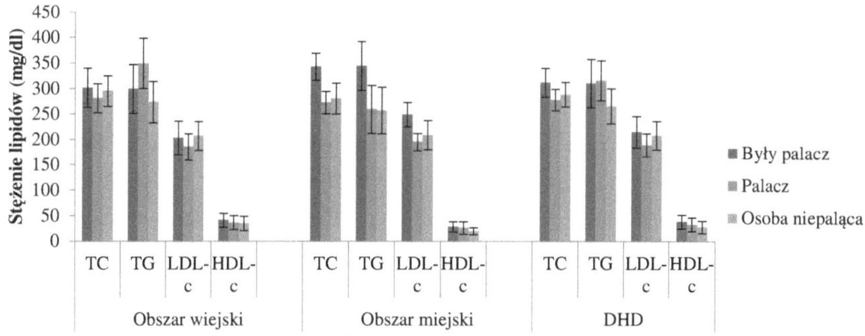

Rys. 13: Wpływ konsumpcji tytoniu na lipidy.

TC = Cholesterol całkowity; TG = Triglicerydy; LDL = Lipoproteina o niskiej gęstości; HDL = Lipoproteina o wysokiej gęstości; DHD = Dschang Health District.

3.1.1.4.3. Wpływ konsumpcji tytoniu na poziom transaminazy

Rysunek 14 przedstawia informacje na temat wpływu palenia tytoniu na transaminazę w DHD. We wszystkich strefach i wszystkich kategoriach palaczy obserwuje się na ogół, że wartości transaminaz są normalne (< 38 U/L dla AST i < 41 U/L dla ALT). Jednakże palacze mają wyższą wartość w tych obszarach, z istotną różnicą w obszarze miejskim (10,03 ±1,35 U/L) dla AST (P < 0,05) w porównaniu z innymi grupami palaczy. U osób niepalących na obszarach wiejskich ALT (25,07 ±3,68 U/L) jest wyższy, ale wskaźnik ten jest porównywalny do wskaźnika osób palących (23,62 ±3,38 U/L) i byłych palaczy (20,71 ±2,75 U/L) (P > 0,05).

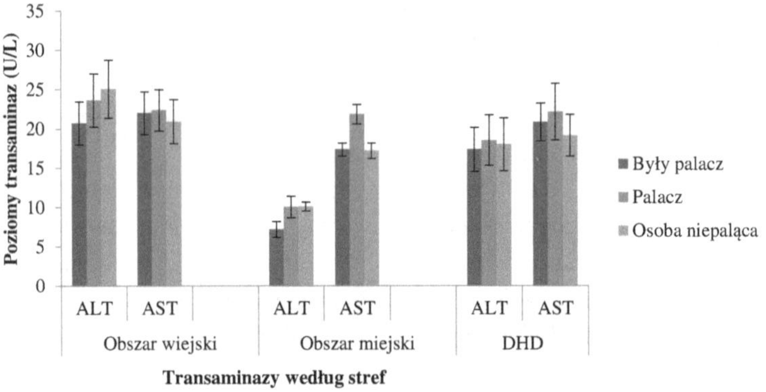

Rys. 14: Wpływ palenia na transaminazę.

ALT = Alanina aminotransferaza; AST = Aspartate aminotransferase; DHD = Dschang Health District.

3.1.1.4.4. Wpływ konsumpcji tytoniu na poziom glukozy we krwi w DHD

Rycina 15, która pokazuje wpływ konsumpcji tytoniu na poziom glukozy we krwi, pokazuje, że hiperglikemia jest powszechna w DHD z wyjątkiem byłych palaczy z obszaru miejskiego, którzy mają normalny poziom glukozy we krwi (1,01 ±0,08 g/l) i znacznie różni się od palaczy (P < 0,05) w tym samym obszarze. Osoby niepalące paradoksalnie mają wysoki poziom glukozy we krwi, ale nie różni się on istotnie (P > 0,05), odpowiednio na obszarach wiejskich (1,39 ±0,17g/l), miejskich (1,16 ±0, 11g/l) i DHD (1,28 ±0,14g/l).

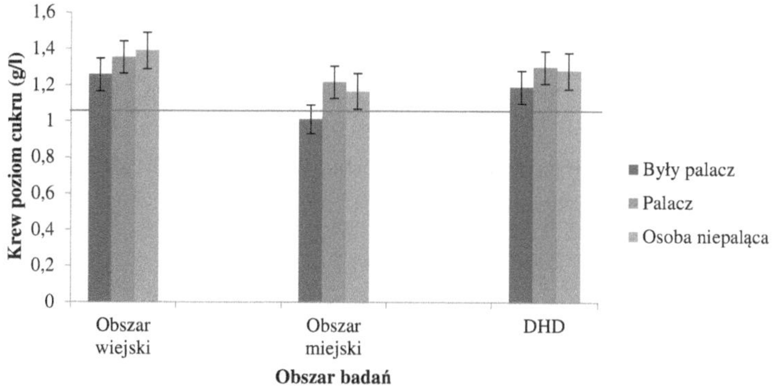

Rysunek 15: Wpływ palenia na poziom cukru we krwi.
DHD = Dschang Health District.

= Próg poziomu cukru we krwi (1,1 g/l)

3.1.1.4.5. Wpływ palenia tytoniu na wskaźnik miażdżycy (AI)

Rysunek 16 pokazuje wpływ palenia na AI w DHD. Liczba ta pokazuje, że AI palaczy jest wyższa we wszystkich strefach i zauważamy na obszarze miejskim wartość 4,28 ±0,76 z nieistotną różnicą w porównaniu z byłymi palaczami (4,01 ±0,36) i niepalącymi (4,21 ±0,43).

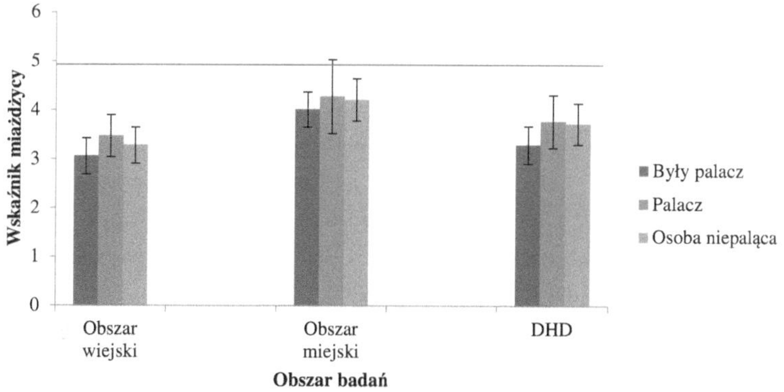

Rys. 16: Wpływ palenia na wskaźnik miażdżycy.
DHD = Dschang Health District.

= Próg wskaźnika miażdżycowego (5)

3.1.1.4.6. Wpływ palenia na poziom kreatyniny

Rysunek 17 przedstawia wpływ tytoniu na poziom kreatyniny. Okazuje się, że w całym DHD to właśnie osoby niepalące na obszarach wiejskich mają nieprawidłowy poziom kreatyniny (1,41 ±0,08 mg/dl), podczas gdy na obszarach miejskich poziom kreatyniny jest znacznie wyższy (1,21 ±0,38 mg/dl) w porównaniu z byłymi palaczami (0,51 ±0,08 mg/dl).

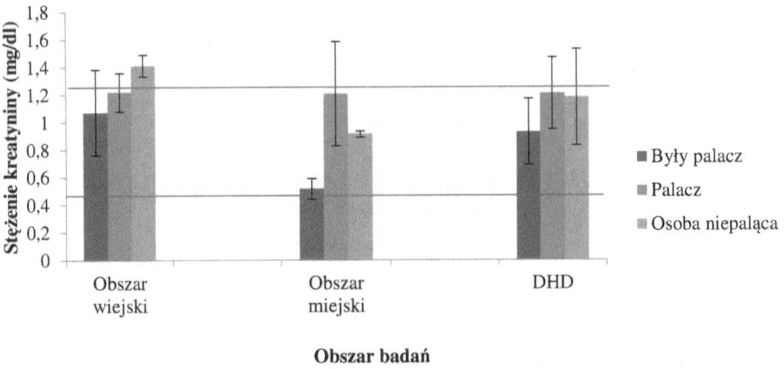

Rysunek 17: Wpływ palenia na kreatyninę.
DHD = Dschang Health District.
═ = Próg interwencyjny stężenia kreatyniny (0,6 - 1,3 mg/ml)

3.1.1.4.7. Wpływ konsumpcji tytoniu na poziom kwasu moczowego

Obserwując rysunek 18, który pokazuje wpływ konsumpcji tytoniu na stężenie kwasu moczowego, zauważamy, że stężenie to jest nienormalnie wysokie we wszystkich grupach w DHD (> 8,2 mg/dl). Na terenie miasta palacze i byli palacze mieli wyższe wskaźniki (12,9 ±1,28 mg/dl i 13,94 ±2 mg/dl) niż osoby niepalące (11,76 ±1,48 mg/dl) (P > 0,05). Ponadto, poziom kwasu moczowego jest wyższy od normalnego (3,6-8,2 mg/dl) w całym DHD. Na obszarach wiejskich odsetek byłych palaczy jest znacznie wyższy (19,06 ±2,86 mg/dl) niż osób palących (13,79 ±1,79 mg/dl) i porównywalny z odsetkiem osób niepalących (17,54 ±2,65 mg/dl).

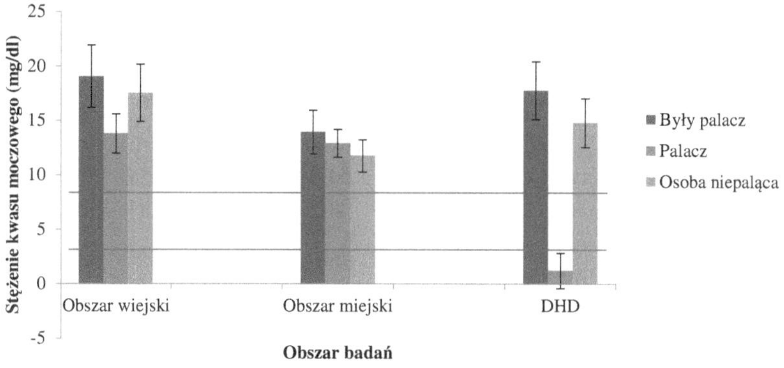

Rysunek 18: Wpływ palenia na kwas moczowy.
DHD = Dschang Health District.

═ = Odstęp od progu stężenia kwasu moczowego (3,6 - 8,2 mg/ml)

3.1.2. Wpływ aktywności fizycznej na ryzyko kardiometaboliczne

3.1.2.1. Stan aktywności fizycznej ludności Dschang Health District według wieku i środowiska życia

Tabela XX zawiera informacje na temat stanu aktywności fizycznej populacji DHD. Pokazuje to, że na wsi 38,78% osób uprawia intensywną aktywność fizyczną, a grupa wiekowa 51-60 lat (45,61%) uprawia ją bardzo istotnie (P < 0,001) w porównaniu z grupami 30-40 lat (26,32%) i 41-50 lat (28,07%). Na terenie miasta 41,12% uczestników intensywnej aktywności fizycznej znajduje się w grupie wiekowej 51-60 lat, która jest bardziej aktywna - odpowiednio 50% i 46,84% w przypadku intensywnej i umiarkowanej aktywności fizycznej (P > 0,05). Należy jednak zauważyć, że 83% osób jest biernych zawodowo (ponad 10 godzin/tydzień) na wsi, a grupa wiekowa 41-50 lat jest bardziej bierna zawodowo (18,03%), natomiast w mieście 76,19% osób nieaktywnych zawodowo, a grupa wiekowa 51-60 lat odnotowała największą liczbę osób nieaktywnych zawodowo (43,83%) (P > 0,05).

TabelaXX: Stan aktywności fizycznej ludności Dschang Health District

Charakterystyka		Obszar wiejski (N = 147)				Obszar miejski (N = 107)			
		Grupa wiekowa			%N	**Grupa wiekowa**			%N
		30-40 lat n = 25 %	41-50 lat n = 26 %	51-60 lat n = 96 %		30-40 lat n = 32 %	41-50 lat n = 50 %	51-60 lat n = 25 %	
IPA	Tak (n = 57)	26.32	28.07	45.61	38.78	22.73	27.27	50	41.12
	Nie (n = 90)	11.11	11.11	77.78	61.22	34.92	20.63	44.44	58.88
	P-Value	*< 0.001*				*0.377*			
MPA	Tak (n = 121)	18.18	19.01	62.81	82.31	30.38	22.78	46.84	73.83
	Nie (n = 26)	11.54	11.54	76.92	17.69	28.57	25	46.43	26.17
	P-Value	*0.390*				*0.967*			
LPA	Tak (n = 142)	17.61	17.61	64.79	96.60	33.33	22.58	44.09	86.92
	Nie (n = 5)	0	20	80	3.40	7.14	28.57	64.29	13.08
	P-Value	*0.586*				*0.133*			
Nieaktywność	Mniej niż 10h/tydzień (n = 25)	17.01	17.69	65.31	17	29.91	23.36	46.73	23,81
	Więcej niż 10 godzin/tydzień (n = 122)	15.57	18.03	16.39	83	33.33	20.83	45.83	76.19
	P-Value	*0.156*				*0.391*			

% = wartość procentowa według cech; N = wielkość/strefę; IPA = intensywna aktywność fizyczna; MPA = umiarkowana aktywność fizyczna; LPA = mała aktywność fizyczna; DHD = Dschang Health District.

3.1.2.2. Wpływ środowiska życia na aktywność fizyczną

W tabeli XXI przedstawiono wpływ demografii i środowiska życia na praktykę aktywności fizycznej. Należy zauważyć, że na aktywność fizyczną ma wpływ poziom wykształcenia, ale nie jest on znaczący zarówno na obszarach wiejskich, jak i miejskich (P > 0,05). Na terenie miasta 2,27% było poza szkołą, 13,64% w szkole podstawowej, 43,18% w szkole średniej i 40,91% uprawiało aktywność fizyczną. Widzimy również, że to właśnie żonaci uprawiają najwięcej aktywności fizycznej zarówno na terenach wiejskich (84,21%), jak i miejskich (90,91%), ale różnica ta nie jest znacząca w porównaniu z osobami samotnymi (12,28% i 6,82%), rozwiedzionymi (1,75% i 2,27%) oraz wdowcami (1,75% i 0%). Robotnicy na obszarach wiejskich są bardziej aktywni (P < 0,001) w aktywności fizycznej (73,68%) w porównaniu z biurokratami (0%) i tymi, którzy wykonują czynności siłowe (26,32%). Na obszarze miejskim to właśnie biurokraci wykonują znacznie mniej czynności fizycznych (P = 0,04) w porównaniu z robotnikami (25,40%) i tymi, którzy wykonują czynności siłowe (9,52%).

TabelaXXI: Wpływ stylu życia i środowiska na praktykowanie aktywności fizycznej

Charakterystyka		PA	Obszar wiejski (N = 147)	Obszar miejski (N = 107)
			%	%
Poziom wykształcenia	Nieuczelniany	Tak	1.75	2.27
		Nie	10	1.59
	Główny	Tak	52.63	13.64
		Nie	44.44	11.11
	Wtórne	Tak	40.35	43.18
		Nie	37.78	41.27
	Uniwersytet	Tak	5.26	40.91
		Nie	7.78	46.03
	P-Value		*0.225*	*0.945*
Stan cywilny	Pojedynczy	Tak	12.28	6.82
		Nie	6.82	17.46
	Rozwiedziony	Tak	1.75	2.27
		Nie	0	1.59
	Żonaty	Tak	84.21	90.91
		Nie	90	80.95
	Wdowiec	Tak	1.75	0
		Nie	3.18	0
	P-Value		*0.477*	*/*
Zawód	Działania wzmacniające	Tak	26.32	13.64
		Nie	6.67	9.52
	Biurokracja	Tak	0	40.91
		Nie	18.89	65.08
	Produkcja	Tak	73.68	45.45
		Nie	74.44	25.40
	P-Value		*< 0.001*	*0.044*

N = wielkość/strefa; PA = aktywność fizyczna; % = udział procentowy według charakterystyki.

3.1.2.3. Wpływ środowiska życia i wieku na praktykowanie aktywności fizycznej

Dane demograficzne i wiek mogą mieć również wpływ na aktywność fizyczną, jak pokazano w tabeli XXII. Pokazuje to, że na poziomie uniwersyteckim grupa wiekowa 30-40 lat (32%) praktykuje znacznie więcej aktywności fizycznej (P = 0,011) niż na innych poziomach edukacji. Podczas gdy w grupie wiekowej 41-50 lat, to podstawowe (35,71%) i średnie (35,71%) ćwiczą więcej (P > 0,05). Jest to ta sama tendencja, którą obserwuje się w grupie wiekowej 51-60 lat, gdzie odpowiednio 39,58% w wieku podstawowym i 47,92% w wieku średnim, ale bez istotnej różnicy (P > 0,05), w porównaniu z osobami nie uczącymi się (2,08%) i naukowcami (10,42%). Najbardziej aktywne małżeństwa występują również w grupie wiekowej 51-60 lat (97,92%), bez istotnej różnicy w porównaniu do 41-50 lat (96,43%) i 30-40 lat (56%). Robotnicy pozostają najbardziej aktywni niezależnie od wieku. W grupie wiekowej 30-40 lat 56% osób jest aktywnych z bardzo istotną różnicą (P < 0,001) w porównaniu z biurokratami (19%) i osobami wykonującymi czynności siłowe (25%).

TabelaXXII: Wpływ stylu życia i wieku na praktykę aktywności fizycznej

Charakterystyka		PA	AGE GROUP 30-40 lat %	41-50 lat %	51-60 lat %
Poziom wykształcenia	Nieuczelniany	Tak	4	0	2.08
		Nie	0	4.35	9.18
	Główny	Tak	28	35.71	39.58
		Nie	12.5	21.74	38.78
	Wtórne	Tak	36	35.71	47.92
		Nie	12.5	60.87	42.86
	Uniwersytet	Tak	32	28.58	10.42
		Nie	75	13.04	9.18
	P-Value		*0.011*	*0.160*	*0.455*
Stan cywilny	Pojedynczy	Tak	40	0	0
		Nie	46.88	0	3.06
	Rozwiedziony	Tak	4	3.57	0
		Nie	3.12	0	0
	Żonaty	Tak	56	96.43	97.92
		Nie	50	100	94.90
	Wdowiec	Tak	0	0	2.08
		Nie	0	0	2.04
	P-Value		*0.425*	*0.095*	*0.146*
Zawód	Działania wzmacniające	Tak	25	17.86	20.83
		Nie	0	4.35	11.22
	Biurokracja	Tak	19	21.43	14.58
		Nie	62.5	26.09	32.66
	Produkcja	Tak	56	60.71	64.59
		Nie	37.5	69.56	56.12
	P-Value		*< 0.001*	*0.328*	*0.041*

PA = aktywność fizyczna; % = udział procentowy według właściwości.

3.1.2.4. Wpływ intensywności aktywności fizycznej na ryzyko kardiometaboluic

Tabela XXIII przedstawia wpływ intensywności aktywności fizycznej na ryzyko kardiometaboliczne. Niezależnie od intensywności aktywności fizycznej, wskaźnik masy ciała wskazuje na nadwagę (P > 0,05) we wszystkich grupach (25,38 ±0,33 aktywności intensywnej, 26,66 ±0,82 aktywności umiarkowanej i 26,51 ±0,19 aktywności niskiej). Cholesterol całkowity był podwyższony we wszystkich grupach w porównaniu z normą (< 200 mg/dl), ale poziom ten był istotnie niski w grupie o niskiej aktywności (239,69 ±21,61 mg/dl) w porównaniu z grupą o umiarkowanej aktywności (306,76 ±25,99 mg/dl). Zauważa się, że poziom triglicerydów, chociaż wyższy niż norma (< 150 mg/dl) we wszystkich grupach, jest niższy w grupie o intensywnej aktywności (263,04 ±14,09 mg/dl) w porównaniu z grupami o umiarkowanej aktywności (265,68 ±9,69 mg/dl) i niskiej aktywności (282,95 ±59,05 mg/dl) przy P > 0,05. Ryzyko jest zwiększone w przypadku HDL-c, która we wszystkich grupach wynosi mniej niż 35 mg/dl, chociaż różnica nie jest istotna między poziomem HDL-c w grupie o intensywnej aktywności (32,95 ±2,16 mg/dl) w porównaniu z grupami o umiarkowanej aktywności (29,18 ±3,27 mg/dl) i grupami o niskiej aktywności (21,37 ±1,89 mg/dl). Tę samą obserwację prowadzi się dla wskaźnika miażdżycy i glukozy we krwi, które nie wykazują istotnych różnic pomiędzy grupą o intensywnej aktywności (3,43 ±0,18 g/l i 1,27 ±0,05 g/l) w porównaniu z grupą o umiarkowanej aktywności (3,71 ±0,10 g/l i 1,19 ±0,06 g/l) i grupą o niskiej aktywności (3,92 ±0,62 g/l i 1,16 ±0,09 g/l). Transaminazy we wszystkich grupach mają wartość w normie (< 38 U/L dla AST i < 41 U/L dla ALT), jednak poziom ALT jest znacząco niski w grupie o niskiej aktywności (9,28 ±2,07 U/L) w porównaniu z innymi grupami o intensywnej aktywności (17,91 ±2,59 U/L) i umiarkowanej aktywności (16,84 ±2,52 U/L). Istnieje lepszy wzorzec stężenia kreatyniny przepisanego przez wzorzec (0,6 - 1,3 mg/dl) we wszystkich grupach, chociaż większość z nich jest wyższa w grupie o wysokiej aktywności (1,26 ±0,21 mg/dl) w porównaniu z grupami o umiarkowanej aktywności (0,84 ±0,13 mg/dl) i niskiej aktywności (0,88 ±0,16 mg/dl). We wszystkich grupach poziom kwasu moczowego jest wyższy od normy (3,6 - 8,2 mg/dl), chociaż jest znacznie niższy w grupie o słabej aktywności fizycznej (11,62 ±1,44 mg/dl) w porównaniu do aktywności intensywnej (15,01 ±1,63 mg/dl) i umiarkowanej (15,18 ±1,38 mg/dl).

Tabela XXIII: Wpływ intensywności aktywności fizycznej na ryzyko kardiometaboliczne

Parametry		IPA Tak (n = 35)	MPA Tak (n = 99)	LPA Tak (n = 120)	*P-Value*
BMI (kg/m2)	Mean	25.38	25.66	26.51	*P>0,05*
	±SD	±0.33	±0.82	±0.19	
WC (cm)	Mean	91.99	94.33	96.89	
	±SD	±1.57	±3.03	±1.68	
TC (mg/dl)	Mean	290.29	306.76	239.69	*P<0,05*
	± SD	±5.52	±25.99	±21.61	
LDL (mg/dl)	Mean	205.16	223.26	168.19	
	± SD	±2.63	±19.91	±8.74	
HDL (mg/dl)	Mean	32.95	29.18	21.37	*P>0,05*
	± SD	±2.16	±3.27	±1.89	
TG (mg/dl)	Mean	263.04	265.68	282.95	
	± SD	±14.09	±9.69	±59.05	
AI	Mean	3.43	3.71	3.92	
	± SD	±0.18	±0.10	±0.62	
Gly (g/l)	Mean	1.27	1.19	1.16	
	± SD	±0.05	±0.06	±0.09	
SBP (mm/Hg)	Mean	135.98	138.50	135.72	
	± SD	±23.25	±22.05	±20.76	
DBP (mm/Hg)	Mean	83.69	86.03	82.50	
	± SD	±14.50	±12.38	±12.20	
AST (U/L)	Mean	19.65	19.94	17.79	
	± SD	±1.39	±2.03	±1.62	
ALT (U/L)	Mean	17.91	16.84	9.28	*P<0,05*
	± SD	±2.59	±2.52	±2.07	
UA (mg/dl)	Mean	15.01	15.18	11.62	
	± SD	±1.63	±1.38	±1.44	
Cr (mg/dl)	Mean	1.26	0.84	0.88	
	± SD	±0.21	±0.13	±0.16	

n = wielkość/charakterystyka; BMI = wskaźnik masy ciała; WC = obwód talii; TC = cholesterol całkowity; TG = trójgliceryd; AI = wskaźnik miażdżycy; Gly = glikemia; SBP = skurczowe ciśnienie krwi; DBP = rozkurczowe ciśnienie krwi; UA = kwas moczowy; Cr = kreatynina; ALT = aminotransferaza alaninowa; AST = aminotransferaza asparaginowa; CMR = ryzyko kardiometaboliczne; IPA = intensywna aktywność fizyczna; MPA = umiarkowana aktywność fizyczna; LPA = mała aktywność fizyczna.

3.1.2.5. Zmiana ryzyka kardiometabolicznego w funkcji wskaźnika masy ciała związanego z wykonywaniem aktywności fizycznej

Rysunek 19 pokazuje udział populacji zagrożonej według wskaźnika masy ciała związanego z wykonywaniem aktywności fizycznej. Liczba ta pokazuje, że wśród osób nieaktywnych zawodowo w DHD 38,24% to osoby z nadwagą, a 14,7% to osoby otyłe. Wśród pracowników w miastach 45,45% ma nadwagę, a 14,29% jest otyłych, podczas gdy na obszarach wiejskich 36,04% ma nadwagę, a 11,71% jest otyłych.

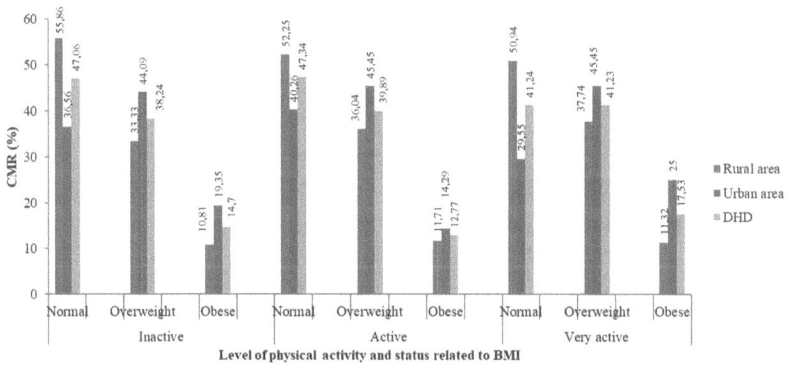

Rys. 19: Wpływ aktywności fizycznej na ryzyko kardiometaboliczne według BMI.

BMI = Body Mass Index; CMR = Cardiometabolic Risk; DHD = Dschang Health District.

3.1.3. Częstość występowania zespołu metabolicznego w badanym obszarze

3.1.3.1. Wskaźnik ryzyka kardiometabolicznego związanego z wiekiem i środowiskiem życia

W tabeli XXIV przedstawiono wskaźniki ryzyka kardiometabolicznego w zależności od wieku i środowiska życia. Z tabeli wynika, że rozkurczowe i skurczowe ciśnienie tętnicze krwi nie różni się istotnie w poszczególnych grupach wiekowych zarówno na terenach wiejskich, jak i miejskich (P > 0,05). Skurczowe ciśnienie krwi jest jednak wyższe w grupie wiekowej 51-60 lat (136,72 ±22,18 mmHg przy P = 0,299 na obszarach wiejskich i 145,48 ±25,34 mmHg przy P = 0,062 na obszarach miejskich). Wskaźnik masy ciała i obwód talii nie wykazują istotnych różnic między grupami wiekowymi w obu strefach. Wskaźnik masy ciała na wsi jest wyższy w grupie wiekowej 30-40 lat (26,94 ±1,29) bez istotnych różnic w porównaniu z innymi grupami wiekowymi; natomiast w mieście wysoka jest grupa wiekowa 41-50 lat (27,51 ±2,44) (P > 0,05). To samo dotyczy obwodu talii, który jest wyższy w tej samej okolicy w grupie wiekowej 41-50 lat (97,24

±8,13 cm) bez żadnej znaczącej różnicy. Stężenie glukozy we krwi w mieście było istotnie (P > 0,001) wyższe w grupie wiekowej 51-60 lat (1,31 ±0,46 g/l) w porównaniu do 30-40 lat (1,02 ±0,28 g/l) i 41-50 lat (1,04 ±0,22 g/l). Obszar wiejski wykazuje 1,42 ±0,34 g/l w grupie wiekowej 41-50 lat, ale nie ma istotnej różnicy w porównaniu do 30-40 lat (1,39 ±0,35 g/l) i 51-60 lat (1,34 ±0,41 g/l). Lipidy są ogólnie wysokie w grupie wiekowej 30-40 lat zarówno na obszarach o niskiej HDL-c na terenach wiejskich (25,81 ±22,23 mg/dl), jak i na terenach miejskich (18,01 ±5,24 mg/dl). Oznacza to wzrost AI w tej samej grupie wiekowej o 3,81 ± 1,42 i 4,27 ±2,89 odpowiednio na obszarach wiejskich i miejskich. Szybkość występowania triglicerydów w obserwacji wzrasta wraz z wiekiem na obszarze wiejskim bez istotnych różnic.

TabelaXXIV: Wpływ wieku i środowiska życia na wskaźniki ryzyka kardiometabolicznego

Charakterystyka	OBSZAR WIEJSKI			***P-Value***	OBSZAR URBANU			***P-Value***
	30-40 lat Mean ± SD	**41-50 lat Mean ± SD**	**51-60 lat Mean ± SD**		**30-40 lat Mean ± SD**	**41-50 lat Mean ± SD**	**51-60 lat Mean ± SD**	
SBP **(mm/Hg)**	129.08 ±19.61	136.27 ±17.45	136.72 ±22.18	*0.299*	133.22 ± 13.42	135.76 ± 11.28	145.48 ±25.34	*0.062*
DBP **(mm/Hg)**	75 ±9.52	86.35 ±13.37	85.30 ±13.92	*0.097*	82.66 ±12	82.88 ±11.68	87.24 ±16.17	*0.262*
BMI **(kg/m2)**	26.94 ±1.29	24.42 ±2.21	24.99 ±1.55	*0.421*	25.42 ±1.47	27.51 ±2.44	25.75 ±1.72	*0.096*
WC **(cm)**	89.36 ±7.10	86.35 ±8.53	92.71 ±8.72	*0.623*	88.06 ±7.21	97.24 ±8.13	96.42 ±6.93	*0.804*
Gly **(g/l)**	1.39 ±0.35	1.42 ±0.34	1.34 ±0.41	*0.574*	1.02 ±0.28	1.04 ±0.22	1.31 ±0.46	< *0.001*
TC **(mg/dl)**	306.72 ±110.04	287.49 ±129.58	293.16 ±128.17	*0.849*	274.19 ±114.04	271.82 ±103.73	296.50 ±122.52	*0.582*
HDL **(mg/dl)**	25.81 ±22.23	38.79 ±30.60	38.04 ±27.81	*0.124*	18.01 ±5.24	19.53 ±7.96	25.12 ±23.48	*0.139*
TG **(mg/dl)**	270.48 ±172.97	280.39 ±175.89	303.91 ±177.13	*0.637*	243.94 ±169.45	233.13 ±144.30	293.42 ±207.35	*0.309*
LDL **(mg/dl)**	225.77 ±107.02	195.79 ±126.17	199 ±114.14	*0.552*	206.16 ±106.01	203.75 ±93.37	214.90 ±114.22	*0.892*
AI	3.81 ±1.42	3.14 ±1.54	3.21 ±1.58	*0.195*	4.27 ±2.89	3.92 ±1.76	4.30 ±1.83	*0.760*

CMR = Cardiometabolic Risk; DHD = Dschang Health District; AI = Atherosclerosis Index; LDL = Low Density Lipoprotein; TG = Triglycerides; HDL = High Density Lipoprotein; TC = Total Cholesterol; Gly = Glycemia; WC = Waist Circumference; BMI = Body Mass Index; DBP = Diastolic Blood Pressure; SBP = Systolic Blood Pressure; SD = Standard Deviation.

3.1.3.2. Wpływ wieku na parametry biochemicznes w obszarze badań

Rycina 20 przedstawia ocenę funkcji wątroby i nerek w DHD według wieku. Wydaje się, że poziomy transaminaz (AST i ALT) wzrastają wraz z wiekiem. Wskaźnik AST w grupie wiekowej 51-60 lat (20,84 ±1,13 U/L) jest istotnie (P < 0,05) wyższy w porównaniu z grupą wiekową 30-40 lat (17,8 ±1,27 U/L). Poziomy ALT we wszystkich grupach wiekowych nie różnią się znacząco (P > 0,05). Kwas moczowy działa według tej samej logiki ze znaczącą różnicą (P < 0,05) pomiędzy grupą wiekową 51-60 lat (16,28 ±1,21 mg/dl) w porównaniu z grupą wiekową 30-40 lat (12,85 ±0,94 mg/dl) i 41-50 lat (13,81 ±0,91 mg/dl). Wartości kreatyniny, choć zgodne z normą (0,6 - 1,3 mg/dl), nie wykazały istotnej różnicy między trzema grupami wiekowymi (P > 0,05).

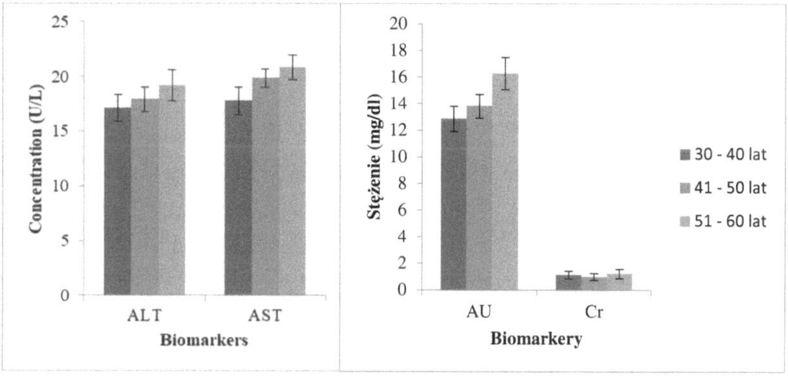

Rysunek 20: Wpływ wieku na niektóre biomarkery.

ALT = aminotransferaza alaninowa; AST = aminotransferaza asparaginowa; UA = kwas moczowy; Cr = kreatynina.

3.1.3.3. Stawka lipidów Zmiana związana z ryzykiem kardiometabolicznym w zależności od wieku w Dschang Health District

Na rycinie 21, która pokazuje zmienność poziomu lipidów związanych z ryzykiem kardiometabolicznym w zależności od wieku w przebiegu DHD, obserwuje się, że poziom cholesterolu całkowitego jest znacznie wyższy od normalnego (< 200 mg/dl) i to we wszystkich grupach wiekowych, ale bez istotnych różnic (P > 0,05). Zauważa się, że HDL-c pozostaje na ogół niska, chociaż jest wyższa w grupie wiekowej 51-60 lat (33,61 ±5,41 mg/dl) z istotną różnicą (P < 0,05) w porównaniu z grupą wiekową 30-40 lat (21,43 ±3,11 mg/dl). Poziom LDL-c jest również wysoki we wszystkich grupach wiekowych, ale różnice nie są znaczące. W grupie wiekowej 51-60 lat obserwuje się bardzo wysokie stężenia triglicerydów (300,32 ±37,47 mg/dl) w porównaniu z wartością prawidłową (< 150 mg/dl), które nie są istotne w porównaniu z innymi.

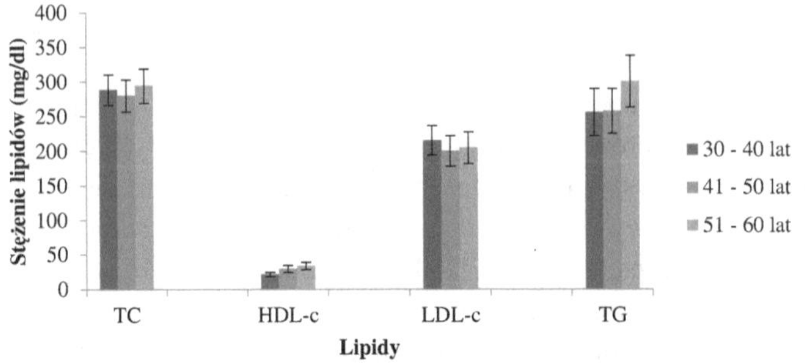

Rysunek 21: Wpływ wieku na lipidy.
TC = Cholesterol całkowity; HDL = Lipoproteina o dużej gęstości; LDL = Lipoproteina o małej gęstości; TG = Triglicerydy;
DHD = Dschang Health District.

3.1.3.4. Wskaźnik miażdżycy związany z ryzykiem kardiometabolicznym w zależności od wieku w Dschang Health District

Na rysunku 22 przedstawiono wskaźnik miażdżycy w Dschang Health District w zależności od wieku. Wskaźnik ten we wszystkich grupach wiekowych jest w normie (< 5), jednak grupa 30-40 lat ma wyższy wskaźnik (4,07 ±0,59), choć różnica nie jest znacząca z grupami 41-50 lat (3,52 ±0,42) i 51-60 lat (3,58 ±0,43) (P > 0,05).

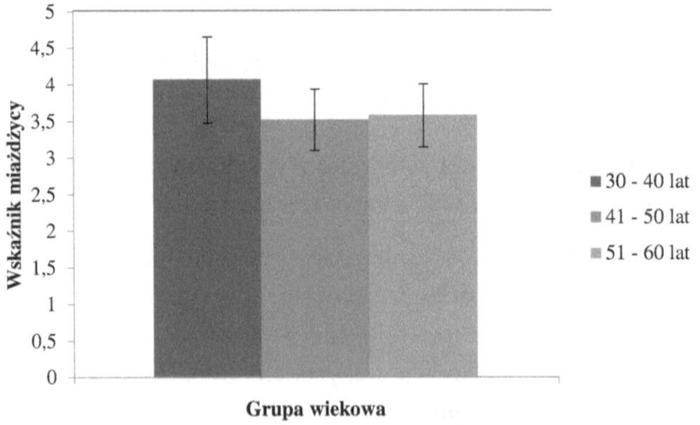

Rysunek 22: Wpływ wieku na wskaźnik miażdżycy.
AI = wskaźnik miażdżycy; DHD = Dschang Health District.
—— Próg wskaźnika miażdżycowego (5)

3.1.3.5. Glikemia związana z ryzykiem kardiometabolicznym w zależności od wieku w Dschang Health District

Glikemia związana z ryzykiem kardiometabolicznym w zależności od wieku została przedstawiona na rycinie 23 i pokazuje ona, że stężenie glukozy we krwi wzrasta wraz z wiekiem w sposób nieistotny (P > 0,05). Grupa wiekowa 51-60 lat ma wyższe stężenie glukozy we krwi (1,33 ±0,1 g/l) niż norma (1,26 g/l), ale bez istotnych różnic w porównaniu z grupami wiekowymi 41-50 lat (1,23 ±0,08 g/l) i 30-40 lat (1,18 ±0,09 g/l).

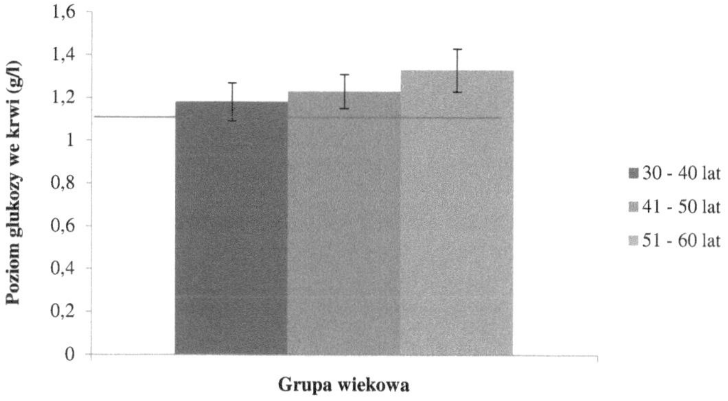

Rysunek 23: Wpływ wieku na poziom glukozy we krwi.
DHD = Dschang Health District.

= Próg poziomu cukru we krwi (1,1 g/l)

3.1.3.6. Częstość występowania czynników ryzyka wystąpienia zespołu metabolicznego w podziale na grupy wiekowe

Częstość występowania czynników ryzyka MetS w zależności od wieku przedstawiono w tabeli XXV. Glukoza we krwi wskazuje, że grupa wiekowa 51-60 lat ma 51,37% chorych na cukrzycę, wskaźnik ten jest wyższy w porównaniu z grupą wiekową 30-40 lat (35,09%) i 41-50 lat (39,22%). To samo dotyczy skurczowego i rozkurczowego ciśnienia krwi, które na ogół wzrasta wraz z wiekiem. Tak więc 31,58% z grupy wiekowej 30-40 lat, 37,25% z grupy wiekowej 41-50 lat i 43,84% z grupy wiekowej 51-60 lat ma wysokie ciśnienie skurczowe i 15,79% z grupy wiekowej 30-40 lat, 31,37% z grupy wiekowej 41-50 lat i 32,88% z grupy wiekowej 51-60 lat ma wysokie ciśnienie rozkurczowe. HDL-c jest bardzo niska w grupie wiekowej 30-40 lat (96,49%) w porównaniu z grupą 51-60 lat (78,77%), natomiast hipertrójglicerydemia jest wysoka w grupie 51-60 lat (77,40%) w porównaniu z grupą 30-40 lat (68,42%) i 41-50 lat (70,59%). Nadwaga uzyskana w wyniku obliczenia BMI jest bardziej zauważalna u młodzieży w wieku 30-40 lat (45,61%), a ta zmniejsza się wraz z wiekiem - 33,33% wśród osób w wieku 41-50 lat i 38,36% w wieku 51-60 lat. Obwód talii spowodował 46,58% otyłości w grupie wiekowej 51-60 lat, co jest wartością wyższą w porównaniu z grupami 30-41 lat (22,81%) i 41-50 lat (35,29%).

Tabela XXV: Częstość występowania czynników ryzyka MetS według wieku w Dschang Health District

Grupa wiekowa		30-40 lat (n = 57)	41-50 lat (n = 51)	51-60 lat (n = 146)
		%	%	%
BMI	Normalny	38.60	47.06	49.32
(kg/m2)	Nadwaga	45.61	33.33	39.04
	Otyły	15.79	19.61	11.64
WC	Normalny	77.19	64.71	53.42
(cm)	Otyły	22.81	35.29	46.58
TG	Normalny	31.58	29.41	22.60
(mg/dl)	HTG	68.42	70.59	77.40
HDL	Normalny	3.51	11.76	21.23
(mg/dl)	Podstawa HDL	96.49	88.24	78.77
SBP	Normalny	68.42	62.75	56.16
(mm/Hg)	Pre sHT i sHT	31.58	37.25	43.84
DBP	Normalny	82.46	66.67	65.07
(mm/Hg)	Pre $_{dHT}$ et $_{dHT}$	17.54	33.33	34.93
Gly	Normalny	57.89	49.02	43.15
(g/l)	Prediabetyczny	7.02	11.75	5.48
	Diabetyk	35.09	39.22	51.37

% = wartość procentowa według charakterystyki; BMI = wskaźnik masy ciała; WC = obwód talii; TG = trójglicerydy; Gly = glikemia; HDL = lipoproteina o dużej gęstości; SBP = skurczowe ciśnienie krwi; DBP = ciśnienie krwi DiastoliC; DHD = Dschang Health District; dHT = nadciśnienie rozkurczowe; sHT = nadciśnienie skurczowe; HTG = hipertrójglicerydy.

3.1.3.7. Występowanie czynników ryzyka dla zespołu metabolicznego w zależności od środowiska życia

Na wykresie 24 przedstawiono częstość występowania czynników ryzyka MetS w odniesieniu do środowiska życia. Obserwujemy z BMI, że obszar miejski jest bardziej zagrożony z 42,99% osób z nadwagą i 18,69% otyłych, podczas gdy z pomiaru obwodu talii obszar miejski rekord 48,6% wyższe niż 38,98% otyłych w całym DHD. Jednak hipertrójglicerydemia jest bardziej widoczna na obszarach wiejskich w 78,91% w porównaniu z 74,02% w całym DHD. Nadciśnienie jest wyższe na obszarze miejskim (43,92% SBP i 25,23% DBP) w porównaniu z obszarem wiejskim (36,73% SBP i 28,57% DBP) i całym DHD (39,76% SBP i

28,74% DBP). Tabela ta pokazuje również, że w miastach jest więcej chorych na cukrzycę (25,23%) niż na wsi (18,24%) i w całym DHD (17,72%).

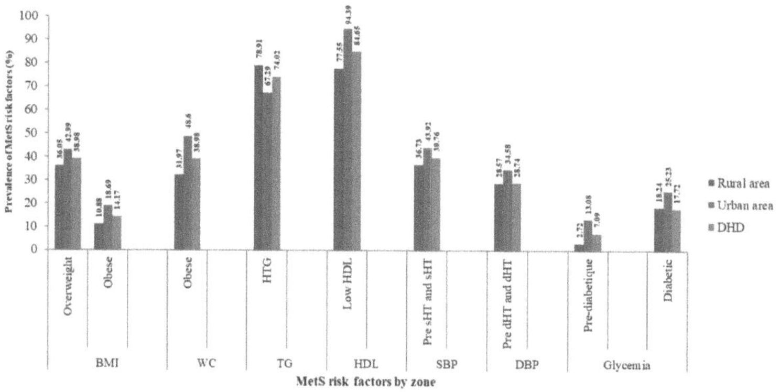

Rysunek 24: Częstość występowania czynników ryzyka MetS w Dschang Health District.

BMI = Body Mass Index; WC = Waist Circumference; TG = Triglyceride; HDL = High Density Lipoprotein; SBP = Systolic Blood Pressure; DBP = Diastolic Blood Pressure; DHD = Dschang Health District; HTG = Hypertriglyceridemia; Pr sHT = Pre-systolic Hypertension; Pre dHT = Pre-diastolic Hypertension.

3.1.3.8. Częstość występowania zespołu metabolicznego związanego ze stylem życia

Rysunek 25 pokazuje rozpowszechnienie MetS w DHD według stylu życia. Pokazuje nam to dla statusu alkoholowego, że pijani mają przewagę 71,53% z bardzo znaczącą różnicą ($P < 0,001$) w porównaniu z byłymi pijącymi (33,33%) i nie pijącymi (13,04%). Stan palenia wskazuje również, że palacze są bardziej narażeni na ryzyko - 41,67% osób w porównaniu z byłymi palaczami (36,11%) i niepalącymi (31,36%) ($P > 0,05$). Grupa osób uprawiających umiarkowaną aktywność fizyczną (34,04%), choć wyższa, nie wykazywała istotnej różnicy w porównaniu z grupami uprawiającymi intensywną aktywność fizyczną (30,02%) i niską aktywność fizyczną (32,35%) ($P > 0,05$). Widzimy również, że poziom wykształcenia ma wpływ na MetS, ponieważ wskaźnik ten spada wraz ze wzrostem poziomu wykształcenia, 42,67% w przypadku osób bez wykształcenia, 42,17% w przypadku wykształcenia podstawowego, 35,29% w liceum i tylko 19,3% wśród pracowników naukowych, ale bez istotnej różnicy ($P > 0,05$). Wreszcie, istnieje przewaga MetS w grupie osób spożywających bardzo słone (34,93%), ale nie jest znacząca w porównaniu do osób spożywających słone (25%) i mniej słone (29,41%).

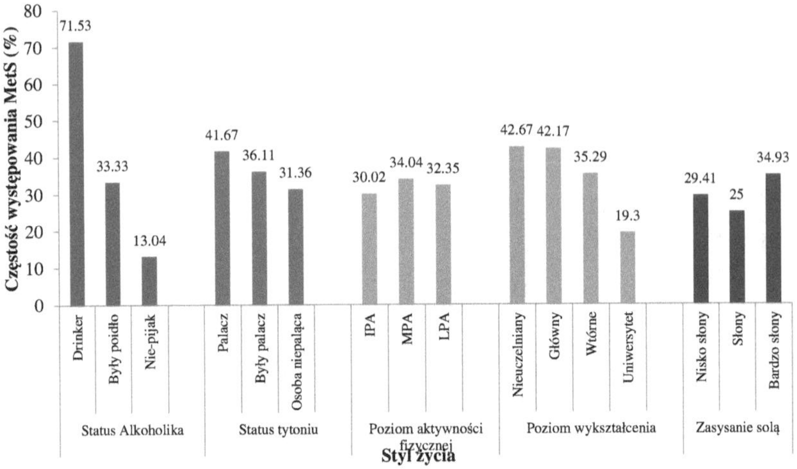

Rysunek 25: Częstość występowania zespołu metabolicznego według stylu życia w Dschang Health District.

IPA = Intensywna aktywność fizyczna; MPA = Umiarkowana aktywność fizyczna; LPA = Niska aktywność fizyczna; MetS = Zespół Metaboliczny.

3.1.3.9. Częstość występowania zespołu metabolicznego na obszarach wiejskich

Częstość występowania Zespołu Metabolicznego na obszarach wiejskich pokazano na rysunku 26 i wykazano, że 31,97% osób z Zespołem Metabolicznym ze złotą dłonią w grupie wiekowej 51-60 lat (78,72%).

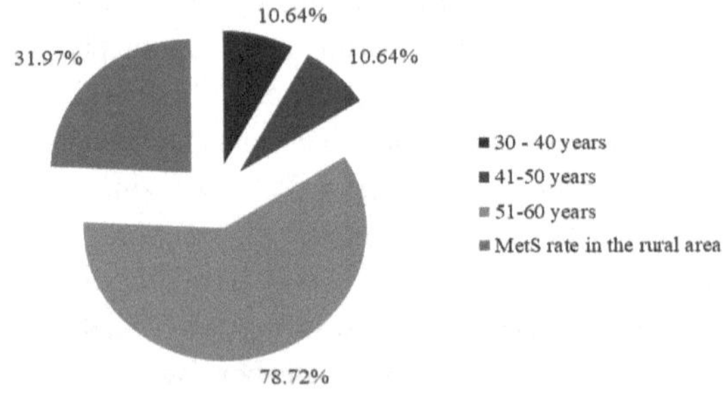

Rysunek 26: Częstość występowania zespołu metabolicznego na obszarach wiejskich związana z wiekiem.

MetS = Zespół Metaboliczny.

3.1.3.10. Częstość występowania zespołu metabolicznego w obszarze miejskim

Częstość występowania zespołu metabolicznego w obszarze miejskim pokazano na rysunku 27. Zauważa się, że zespół metaboliczny wzrasta wraz z wiekiem i jest wyższy w grupie wiekowej 51-60 lat (59,62%). Zauważono jednak, że 48,60% osób ma zespół metaboliczny w tej dziedzinie.

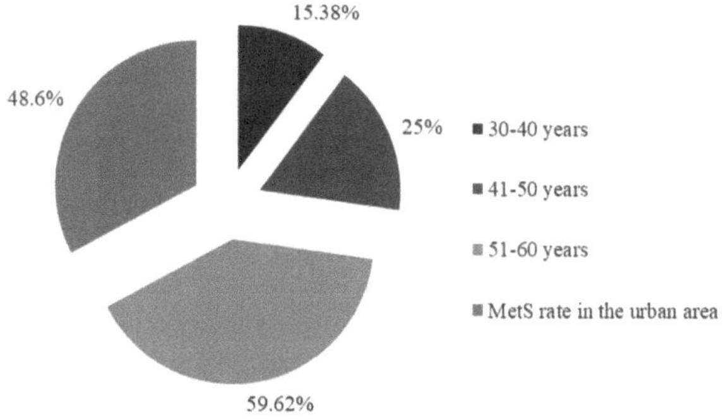

Rysunek 27: Częstość występowania zespołu metabolicznego w obszarze miejskim w zależności od wieku.

MetS = Zespół Metaboliczny.

3.1.3.11. Ogólne występowanie zespołu metabolicznego w Dschang Health District

Ogólną częstość występowania zespołu metabolicznego w Dschang Health District pokazano na rycinie 28. Pokazuje to, że 38,98% ludzi cierpi na zespół metaboliczny w tym Dystrykcie.

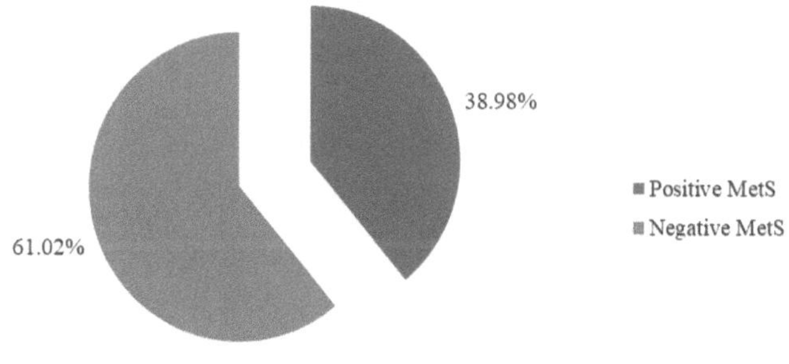

Rysunek 28: Ogólne występowanie zespołu metabolicznego w Dschang Health District.

MetS = Zespół Metaboliczny.

3.1.3.12. Korelacje pomiędzy parametrami kardiometabolicznymi

Tabela XXVI dotycząca różnych korelacji pomiędzy parametrami kardiometabolicznymi pokazuje, że BMI i WC mają silną korelację z cholesterolem całkowitym (odpowiednio R2 = 0,88 i R2 = 0,84) oraz TG (odpowiednio R2 = 0,86 i R2 = 0,88) P > 0,05. Następnie ciśnienie skurczowe i rozkurczowe ma również silną korelację z cholesterolem całkowitym (odpowiednio R2 = 0,84 i R2 = 0,85) i TG (odpowiednio R2 = 0,87 i R2 = 0,81) przy P > 0,05; cholesterol całkowity i HDL-c również mają silną korelację z TG (P > 0,05). Zaobserwowano również, że kwas moczowy ma silną korelację (R2 = 0,82) z TG (P = 0,04). Z drugiej strony, istnieją pewne słabe korelacje, takie jak skurczowe i rozkurczowe ciśnienie krwi z BMI (odpowiednio R2 = 0,11 i R2 = 0,13), również kreatynina ma niską korelację z glukozą (R2 = 0,22).

Tabela XXVI: Korelacje pomiędzy parametrami kardiometabolicznymi w DHD

		BMI	WC	SBP	DBP	Gly	TC	HDL	TG	ALT	AST	UA	Cr
BMI	cc	1											
(n = 254)	sig	/											
WC	cc	0.79	1										
(n = 254)	sig	<0.001	/										
SBP	cc	0.11	0.19	1									
(n = 254)	sig	0.08	0.00	/									
DBP	cc	0.13	0.22	0.72	1								
(n = 254)	sig	0.04	0.00	<0.0001	/								
Gly	cc	0.42	0.43	0.37	0.48	1							
(n = 254)	sig	0.29	0.25	0.73	0.04	/							
TC	cc	0.88	0.84	0.84	0.85	0.88	1						
(n = 254)	sig	0.08	0.52	0.51	0.38	0.12	/						
HDL	cc	0.63	0.68	0.71	0.72	0.65	0.66	1					
(n = 254)	sig	0.80	0.38	0.16	0.08	0.62	0.58	/					
TG	cc	0.86	0.88	0.87	0.81	0.86	0.84	0.90	1				
(n = 254)	sig	0.44	0.22	0.37	0.92	0.48	0.75	0.10	/				
ALT	cc	0.29	0.28	0.28	0.28	0.34	0.20	0.23	0.31	1			
(n = 254)	sig	0.26	0.30	0.26	0.35	0.03	0.96	0.79	0.12	/			

AST (n = 254)	cc	0.21	0.26	0.22	0.21	0.25	0.24	0.21	0.35	0.28	1		
	sig	0.85	0.37	0.82	0.84	0.56	0.66	0.84	0.01	0.21	/		
UA (n = 254)	cc	0.72	0.71	0.77	0.74	0.82	0.74	0.79	0.82	0.68	0.71	1	
	sig	0.81	0.87	0.33	0.65	0.03	0.68	0.15	0.04	0.97	0.88	/	
Cr (n = 254)	cc	0.27	0.26	0.21	0.28	0.22	0.32	0.39	0.30	0.26	0.36	0.25	1
	sig	0.62	0.75	0.98	0.52	0.94	0.20	0.005	0.34	0.69	0.03	0.81	/

cc = współczynnik korelacji; n = wielkość próbki; sig = wartość p; BMI = wskaźnik masy ciała; WC = obwód talii; SBP = skurczowe ciśnienie krwi; DBP = rozkurczowe ciśnienie krwi; Gly = glikemia; TC = cholesterol całkowity; TG = trójgliceryd; AI = wskaźnik miażdżycy; UA = kwas moczowy; Cr = kreatynina; AST = Aminotransferaza asparaginowa; ALT = Aminotransferaza alaninowa; HDL = Lipoproteina o dużej gęstości; LDL = Lipoproteina o małej gęstości.

Powyższa tabela pokazuje, że BMI jest silnie skorelowany z poziomem lipidów w surowicy (TC, HDL-c, TG, LDL-c). Wskazywałoby to, że występowanie otyłości było pozytywnie związane z nadmiernym spożyciem alkoholu i nierafinowanego czerwonego oleju. Podobnie, dodatnie korelacje zaobserwowane między SBP/DBP a tymi lipidami w surowicy świadczą o ponownym występowaniu MetS w tej populacji, zwłaszcza wśród palaczy i osób spożywających duże ilości soli i alkoholu. Słaba i ujemna korelacja pomiędzy transaminazami i innymi biomarkerami wskazuje, że MetS nie był skorelowany z transaminazami, które miałyby pochodzenie wirusowe, poza aktywnością sercową i wątrobową.

3.2. Dyskusja

To badanie dwóch populacji żyjących w dwóch różnych środowiskach (wiejskim i miejskim) wykazało, że poziom wykształcenia, zawód, a nawet stan cywilny mają wpływ na dietę, aktywność fizyczną, alkoholizm, palenie tytoniu i występowanie chorób kardiometabolicznych w Dschang Health District. Wyniki te są porównywalne z wynikami uzyskanymi przez Sobngwi *et al.* (2004), którzy wykazali związek między eksplozją stylu życia, BMI, ciśnieniem krwi, stężeniem glukozy we krwi a występowaniem CMD na obszarach wiejskich i miejskich. Ogólnie rzecz biorąc, poziom informacji w populacjach na temat występowania chorób kardiometabolicznych, takich jak udar mózgu i zawał serca, choć nie jest istotny w odniesieniu do wieku i miejsca zamieszkania, jest bardzo wysoki (odpowiednio 95,33% i 98,64% na obszarach wiejskich i miejskich). Wynikałoby to z ponownego wystąpienia tych patologii w populacji od czasu osobistej obserwacji ustalonej w latach 2012-2017 na Uniwersytecie w Dschang, że prawie piętnaście osób zmarło i/lub jest niepełnosprawnych w wyniku udaru mózgu, zawału serca i nagłej śmierci. Podobnie Mabchour *et al.* (2015) wykazali, że status społeczno-gospodarczy, spożycie alkoholu i palenie tytoniu wiążą się z ryzykiem kardiometabolicznym.

3.2.1. Wpływ nawyków życiowych na ryzyko kardiometaboliczne

3.2.1.1. Wpływ diety na profil lipidowy

Spożycie owoców i warzyw w Dschang Health District, niezależnie od wieku, pozostaje na niskim poziomie i poniżej zaleceń WHO (2017), gdy żywność ta jest łatwo dostępna w okolicy. Może to wynikać nie tylko z niewiedzy, ale także z braku wiedzy na temat zdolności błonnika pokarmowego do ochrony przed CMD poprzez zmniejszenie nadmiaru składników odżywczych po posiłku (Teles and Fornes, 2011), ale także z ubóstwa. Spożycie oleju palmowego i tłuszczu w tej populacji jest zwiększone (5-7 razy w tygodniu) w grupie 51-60 lat (64,86% na wsi i 66,67% w mieście), podczas gdy młodzi 30-40-latkowie często jedzą więcej niż 3 razy dziennie (50%) i poza domem (54,29% na wsi i 30,77% w mieście), nawet jeśli różnica nie jest znaczna. Można by pomyśleć, że jedzenie na ulicy, gotowe do spożycia, jest niezdrowe i niekontrolowane, ponieważ jest bardzo bogate w tłuszcze i sól, prekursor otyłości, nadciśnienia i innych patologii kardiometabolicznych. Sossa (2012) potwierdziła również, że te produkty spożywcze i napoje są przygotowywane i sprzedawane przez sprzedawców ulicznych lub "*tourne-dos*". Steyn i Labadarios (2011) pokazali również, że żywność ta jest spożywana przez wszystkie klasy społeczne, podczas gdy bezpośrednio wpływa na CMR niehigieniczną i słoną jakość podawanych tam posiłków. Sytuacja ta jest tym poważniejsza, że obserwujemy w tym badaniu, że 23,8% osób na wsi i 14,01% w mieście pije wodę najwyżej 4 dni w tygodniu, co przy spożyciu bardzo słonej żywności w grupie 51-60 lat (63,64% na wsi i 50% w mieście) będzie predysponować tę populację do nadciśnienia (143,35 ±4,42 / 90,82 ±3,33 mmHg). Cohen i Alderman (2007), Strazzullo *i in.* (2009) stwierdzili, że wysokie spożycie soli wiąże się ze zwiększonym ryzykiem wystąpienia ChUK. Poziomy TC (312.15 ±21.39 mg/dl) i TG (290.3 ±23.16 mg/dl) są podwyższone w DHD i można to wytłumaczyć dietą wysokotłuszczową i spożyciem nierafinowanego oleju palmowego, choć bogatego w krótki łańcuch nasyconych kwasów tłuszczowych. Jest to zgodne z oświadczeniem WHO (2017 r.), w którym wzywa się do ograniczenia spożycia żywności wysokotłuszczowej, zalecając zastąpienie tłuszczów nasyconych i "trans" przez żywność nienasyconą, zmniejszenie spożycia cukru oraz zwiększenie spożycia owoców i warzyw. Zużycie tłuszczów powodowało wyższy wskaźnik miażdżycy w obszarze miejskim (4,6 ±0,46), choć różnica ta nie była znacząca. Można przypuszczać, że wysokie wykorzystanie nierafinowanego oleju palmowego do gotowania w większości gospodarstw domowych DHD przyczynia się do wzrostu poziomu TC i TG, ponieważ jest to olej składający się z około 85% nasyconych kwasów tłuszczowych znanych ze swojej zdolności do zwiększania poziomu cholesterolu we krwi (Sun *et al.*, 2015).

3.2.1.2. Wpływ diety na niektóre biomarkery

Ogólnie rzecz biorąc, poziom transaminazy w DHD wzrasta wraz z wiekiem, niezależnie od poziomu spożycia żywności, alkoholu i tytoniu, a grupa wiekowa 30-40 lat ma najlepszy profil (17,13 ±1,23 U/L dla ALT i 17,8 ±1,27 U/L dla AST), podczas gdy grupa 51-60 lat ma najwyższą wartość (20,84 ±1,13 U/L dla AST i 19,2 ±1,4 U/L dla ALT), chociaż wartości te pozostają w normie. Byłoby to konsekwencją wysokiego spożycia produktów mięsnych przez grupę wiekową 51-60 lat (81,25% na obszarach wiejskich i 40% w miastach). Można by pomyśleć, że wątroba, mięśnie, a nawet serce z wiekiem ulegają pogorszeniu, stąd ten wysoki poziom transaminaz we krwi osób powyżej 50 roku życia; co potwierdza pracę Moss'a i Henderson'a (1999). Na obszarach wiejskich poziom kwasu moczowego (21,35 ±1,98 mg/dl) jest znacznie wyższy niż na obszarach miejskich (12,82 ±0,35 mg/dl). Myślelibyśmy, że na obszarach wiejskich jest wiele osób z podagrą i że wkrótce pojawi się masa krytyczna osób z chorobami zwyrodnieniowymi. Można to wytłumaczyć faktem, że na obszarach wiejskich konsumpcja mięsa z krzewów jest bardziej uwypuklona, a wspomniane mięso z krzewów jest uduszone i spożywane tego samego dnia, ponieważ środki konserwujące są ograniczone w tej strefie, zwiększy to szybkość występowania mikrokryształów kwasu moczowego we krwi, prekursora podroby powodującej CMD (Schlienger, 2016). Na terenach miejskich częściej spożywa się mięso wołowe, wieprzowe i baranie, ale tylko należy zauważyć, że zwierzęta te są zabijane w rzeźni przez "*malama*", który wie, jak wykrwawić zwierzę. W badaniu tym zauważono, że u wysokich konsumentów produktów mięsnych występuje wysoki poziom kreatyniny (1,94 ±0,57 mg/dl), ale na ogół wskaźnik ten jest wyższy na obszarach wiejskich niż miejskich. Glukoza we krwi jest wyższa na obszarach miejskich (1,64 ±0,19 g/l) w porównaniu z obszarami wiejskimi (1,44 ±0,46 g/l), ale poziomy te są powyżej normy (1,26 g/l). Ponadto słodka i pakowana żywność jest częściej spotykana i spożywana na obszarach miejskich, co powoduje wysoki wskaźnik hiperglikemii (13,08%) i/lub cukrzycy (25,23%) na tym obszarze. Wyniki te są podobne do tych uzyskanych przez Sobngwi *i in.* (2003), co wskazywałoby, że w Kamerunie narażenie na miejski styl życia jest potencjalnym czynnikiem ryzyka dla cukrzycy typu 2, WHO (2016) również wskazała, że częstość ta jest wysoka na obszarach miejskich. Obserwuje się również, że ten poziom cukru we krwi wzrasta wraz z wiekiem, dlatego też najwyższą wartość odnotowuje się w grupie 51-60 lat (1,33 ±0,1 g/l). Ta grupa wiekowa składa się z osób spożywających duże ilości alkoholu i tytoniu w obu strefach, jednak wyniki te są sprzeczne z wynikami uzyskanymi przez Vega-lopes *i in.* (2007), którzy zgłosili, że T2D stanowi 90% przypadków cukrzycy na świecie i jest przeznaczony dla pacjentów w wieku od 40 do 50 lat.

3.2.1.3. Wpływ spożycia alkoholu na profil lipidowy

Im bardziej wykształceni ludzie mają tendencję do spożywania mniejszej ilości alkoholu niż ci mniej wykształceni, jest to ta sama obserwacja w odniesieniu do siły roboczej i pracowników produkcyjnych, którzy spożywają więcej alkoholu niż biurokratów. Moglibyśmy to wyjaśnić z jednej strony dobrą znajomością i dobrą kontrolą szkodliwych skutków alkoholizmu przez najbardziej intelektualistów, a z drugiej strony brakiem czasu i troską o zysk dla biurokratów w związku z ich działalnością. Jednak liczba osób pijących jest większa w porównaniu z 35% uzyskanymi w Europie, 13% w USA i 10% w Izraelu (Yehuda *i in.* , 2007). Fezeu i in. (2008) oraz Pillai *i in.* (2012) potwierdzają, że wysokie spożycie alkoholu jest związane z niskim standardem życia, strefą zamieszkania, niskim poziomem wykształcenia i zaawansowanym wiekiem, które stanowią wysokie ryzyko rozwoju choroby zakaźnej układu krążenia. Zauważamy również, że piwo jest najczęściej spożywane przez badaną populację (45,80% na wsi i 44,44% w mieście), prawdopodobnie ze względu na niską cenę i jego dostępność, co byłoby powodem zwłaszcza w miejscach publicznych (75,57% na wsi i 73,74% w mieście). Specyfika polega na tym, że 70,23% mieszkańców obszarów wiejskich i 66,67% miejskich spożywa więcej alkoholu w okresie od listopada do kwietnia, co odpowiada porze suchej, a w konsekwencji okresowi pogrzebów i innych tradycyjnych obrzędów, które mają wspólny mianownik - obfite spożycie alkoholu, soli i nierafinowanego oleju palmowego. Te praktyki kulturowe tłumaczą również wysoki wskaźnik otyłości w tym obszarze (14,17% według BMI). Spożycie alkoholu zwiększa również poziom TC (398,34 ±21,48 mg/dl na obszarach miejskich i 314,17 ±32,26 mg/dl na obszarach wiejskich) oraz LDL-c (438,78 ±19,23 mg/dl na obszarach miejskich i 165,59 ±23,1 mg/dl na obszarach wiejskich) w przypadku byłych osób pijących. Stawki te wyjaśniałyby częstotliwość występowania nadwagi i otyłości w DHD. Z drugiej strony, HDL-c we wszystkich grupach wiekowych jest poniżej normy (HDL-c $\geq$ 55 mg/dl) i jest to znamienne dla osób pijących (21,55 ±4,44 mg/dl na obszarach miejskich i 35,53 ±14,02 mg/dl na obszarach wiejskich) w porównaniu z osobami nie pijącymi (24,41 ±10,11 mg/dl na obszarach miejskich i 55,57 ±17,43 mg/dl na obszarach wiejskich). Wynikałoby to z wysokiego spożycia alkoholu na obszarach miejskich (16,16%) w porównaniu z 9,92% na obszarach wiejskich, jak wykazali Kastorini *i in.* (2011), że regularna aktywność fizyczna i niskie dawki alkoholu mogą pomóc w zwiększeniu poziomu HDL-c i w konsekwencji obniżyć poziom cholesterolu we krwi. Ponadto, wśród osób spożywających alkohol, SI jest znacznie wyższa na obszarze miejskim (5,1 ±0,22) w porównaniu z obszarem wiejskim (3,38 ±0,4). Byłoby to konsekwencją wysokiego spożycia alkoholu związanego z ograniczoną aktywnością fizyczną. Jest to zgodne z wynikami Bénissan *et al.* (2015) potwierdzającymi, że mieszkańcy miast są bardziej podatni na miażdżycę w porównaniu z mieszkańcami obszarów wiejskich.

3.2.1.4. Wpływ spożycia alkoholu na niektóre biomarkery

Stwierdzono, że alkohol nie ma wpływu na poziomy transaminaz, które utrzymują się w normalnym zakresie, chociaż poziom ALT pozostaje wyższy dla osób pijących w obu strefach (25,12 ±1,93 U/L na obszarach wiejskich i 27,24 ±1,37 U/L na obszarach miejskich). To może być dobry wskaźnik doskonałej wątroby naszych uczestników. Jednakże w DHD osoby pijące mają wyższą wartość ALT (15,67 ±1,63 U/L) niż osoby nie pijące i osoby po raz pierwszy pijące, podczas gdy osoby po raz pierwszy pijące mają wartość AST (23,43 ±2,01 U/L) wyższą niż osoby pijące (19,67 ±1,98 U/L) i znacznie wyższą niż osoby nie pijące (18 ±2,07 U/L). Wyższy poziom transaminaz u osób pijących i pijących w przeszłości jest spowodowany wysokim spożyciem alkoholu i można by się spodziewać, że w tym obszarze wystąpią dysfunkcje wątroby i zaburzenia sercowo-naczyniowe. Prace Kuaté *et al.* (2015) wykazały wysoki poziom transaminaz związanych z CMD u otyłych i cukrzycowych szczurów albinosów, a zatem wysokie spożycie alkoholu, wiek, miejsce zamieszkania, a nawet stan cywilny byłyby czynnikami ryzyka dla CMR. Poidła DHD mają niższy poziom kwasu moczowego (14,71 ±2,16 mg/dl) niż byłe poidła (17,43 ±2,57 mg/dl) i osoby niepijące (16,8 ±2,57 mg/dl). Pokazuje to, że sam alkohol nie ma znaczącego wpływu na zmianę poziomu kwasu moczowego, chociaż na obszarach wiejskich poziom ten jest znacznie wyższy w przypadku osób pijących (18,47 ±1,7 mg/dl). W DHD osoby niepijące mają wyższy poziom kreatyniny (1,32 ±0,12 mg/dl), co sugeruje, że alkoholizm ma niewielki wpływ na poziom kreatyniny, a aktywność fizyczna i dieta mają większy wpływ na ten biomarker. Wyniki te są porównywalne z wynikami uzyskanymi przez Berrymal *et al.* (2016), który niedawno wykazał, że wysokie spożycie białka zwierzęcego i mlecznego było pozytywnie związane ze zwiększonym poziomem azotu we krwi, a tym samym kreatyniny. Poziom glukozy we krwi byłych poideł jest wyższy w DHD (1,43 ±0,16 g/l), wynikałoby to z bogactwa prekursorów alkoholowych cukrów, które wpłyną na glikemię, która, jeśli nie zostanie skorygowana, spowoduje cukrzycę. Rzeczywiście, Zakhari (2006) wykazał, że po nadmiernej alkoholizacji pirogronian jest przekształcany w mleczan, prekursor glukozy; w przeciwnym razie Sobngwi *i inni* (2003) stwierdzili również, że miejski styl życia wpływa na poziom glukozy we krwi poprzez konsumpcję niezdrowej żywności.

3.2.1.5. Wpływ palenia na ryzyko kardiometaboliczne

Na obszarach wiejskich (20,55%) znajduje się więcej osób palących niż w miastach (16,82%). Respondenci donoszą, że chłodny i deszczowy klimat DHD i wiele więcej na obszarach wiejskich byłoby czynnikiem sprzyjającym paleniu. Wskaźniki te są bliskie 16,6% dorosłych palaczy kameruńskich oszacowanych przez WHO w 2014 roku. Jednakże, palacze ci narażają wysoki odsetek osób niepalących (90%) na dym tytoniowy, szczególnie w miejscach publicznych. W związku z tym są oni narażeni na ryzyko sercowo-naczyniowe z powodu udaru mózgu i zawału serca, które wyraźnie wzrasta w populacji. WHO (2014) odnotowała również wśród biernych palaczy 600 000 zgonów w 2012 r. i w tym samym duchu Minichino *i in.* (2013) twierdzą, że tytoń jest w dużej mierze związany z problemami zdrowotnymi, takimi jak występowanie ChUK. Tak więc, palacze z obszarów wiejskich mają wyższą TG (349 ±49,23 mg/dl) niż na obszarach miejskich (259,33 ±46,98 mg/dl), co do TC (280,82 ±28,43 mg/dl na obszarach wiejskich i 272,18 ±21,92 mg/dl na obszarach miejskich). Użytkownicy tytoniu mają wyższy wskaźnik miażdżycy w miastach (4,28 ±0,76) w porównaniu z obszarami wiejskimi (3,47 ±0,43). Można by pomyśleć, że pomimo dużej liczby użytkowników tytoniu na obszarach wiejskich, pozostają oni bardziej aktywni. Pomogłoby to w znacznym stopniu wyeliminować szkodliwe skutki używania tytoniu. Wskaźnik miażdżycy klasyfikuje grupę wiekową 30-40 lat (4,07 ±0,59) jako najbardziej zagrożoną w porównaniu z grupą wiekową 51-60 lat (3,58 ±0,43) i 41-50 lat (3,52 ±0,42). Benissan *i in.* (2015) stwierdzili, że tytoń jest w znacznym stopniu skorelowany z nadciśnieniem tętniczym, które jest główną chorobą zwyrodnieniową serca w Afryce, a jego średnia rozpowszechnienie wynosi 25% w populacji dorosłych. Jednak Youmbissi *i in.* (2001) znaleźli podobne wyniki (< 3,55 w grupie 40-49 lat i > 3,22 wśród osób powyżej 50 roku życia). Może to wskazywać, że wiek ma wpływ na stwardnienie tętnic, uwydatnione przez konsumpcję tytoniu. Profil palenia pokazuje, że poziomy ALT i AST są znacznie wyższe na obszarach wiejskich w porównaniu z obszarami miejskimi we wszystkich grupach wiekowych. W DHD palacze mają najwyższe poziomy (22,17 ±3,6 U/L dla AST i 18,53 ±3,23 U/L dla ALT). Wyniki te są wynikiem wysokiego spożycia tytoniu, zwłaszcza na obszarach wiejskich, a w konsekwencji wysokiego wskaźnika nadciśnienia, jak wykazali Mabchour *et al.* (2015). Rzeczywiście, Kuaté *i wsp.* (2015) stwierdzają, że znaczny wzrost transaminaz prowadzi do dysfunkcji wątroby i mięśni, która może prowadzić do ChUK. Osoby palące i niepalące tytoniu mają anormalnie wysoki poziom kwasu moczowego w całym DHD. Jednak palaczy DHD (13,46 ±1,61 mg/dl), jak również palaczy na terenach wiejskich (13,79 ±1,79 mg/dl) jest bardzo dużo, co wynika z ilości i wielu związków tytoniu, które po przemianie materii byłyby odpowiedzialne za efekty naczyniowe sprzyjające zaburzeniom metabolicznym. Wyniki te zostały również uzyskane przez Amedeo *i wsp.* (2013), którzy również wykazali, że toksyny te przechodzą przez błonę pęcherzykowo-kapilarną w celu wywołania skurczów naczyniowych, miażdżycy, a nawet zakrzepów. W całym DHD palacze mają wyższy poziom kreatyniny (1,21 ±0,26 mg/dl) w porównaniu z osobami niepalącymi, co pokazuje, że tytoń zwiększa zarówno poziom kreatyniny, jak i aktywność fizyczną. Osoby palące mają najwyższy poziom glukozy we krwi (1,3 ±0,09 g/l), i chociaż tytoń nie ma bezpośredniego wpływu na palenie, można przypuszczać, że kontrola i nadzór nad czynnikami ryzyka hiperglikemii (tłuste i słodkie pokarmy, siedzący tryb życia) (Zeevi *i in.* , 2015) nie były obserwowane przez naszych respondentów.

3.2.2. Aktywność fizyczna i jej wpływ na ryzyko kardiometaboliczne

3.2.2.1. Wpływ warunków życia na aktywność fizyczną i CMR

Jeśli chodzi o aktywność fizyczną, okazuje się, że osoby w związkach małżeńskich ćwiczą więcej aktywności fizycznej (84,21% na wsi i 90,91% w mieście) w porównaniu z osobami samotnymi, rozwiedzionymi i wdowami, choć różnica ta nie jest znacząca. Można to wytłumaczyć opieką domową żony, która doprowadziłaby do zmian w organizmie, sugerując, że zaczyna on pracować nad opóźnieniem otyłości i innych związanych z CMR. Rzeczywiście, istnieje negatywny związek między poziomem aktywności fizycznej a otyłością (Baillot, 2010) oraz silna korelacja między czasem spędzonym na oglądaniu telewizji a obecnością czynników ryzyka sercowo-naczyniowego z powodu spadku aktywności fizycznej (Ewané *i in.* , 2012). Zaobserwowaliśmy również, że na obszarach wiejskich ludność praktykuje zarówno umiarkowaną aktywność fizyczną (82,31%), jak i niską (96,60%) i jest bardziej aktywna niż ludność miejska - odpowiednio 73,83% i 86,92% w przypadku umiarkowanej i niskiej aktywności fizycznej, choć różnica ta nie jest znacząca. Wyniki te są zgodne z pracami Gitahiego (2006), który również wykazał, że poziom aktywności fizycznej na dowolnym poziomie intensywności był znacznie wyższy na wsi niż w mieście. Obserwacja ta wynika głównie ze sposobu poruszania się w dwóch strefach (pojazdy silnikowe, windy w mieście i piesze, praca w terenie na wsi).

Ponadto, niezależnie od strefy, grupa wiekowa 30-40 lat jest znacznie mniej aktywna niż grupy wiekowe 41-50 i 51-60 lat.

3.2.2.2. Wpływ aktywności fizycznej na profil lipidowy

Grupa wiekowa 41-50 lat ma lepszy profil lipidowy, chociaż wartości pozostają powyżej normy (TC ≤ 200 mg/dl, TG <150 mg/dl, LDL-c ≤ 160 mg/dl) dla TC (287,49 ±129,58 mg/dl na obszarach wiejskich i 291.82 ±103,73mg/dl na obszarach miejskich), TG (280,39 ±175,89 mg/dl na obszarach wiejskich i 233,13 ±144,30 mg/dl na obszarach miejskich) i LDL-c (195,79 ±126,17 mg/dl na obszarach wiejskich i 203,75 ±93,37 mg/dl na obszarach miejskich). Ponadto, praktyka niskiej aktywności fizycznej ma najlepszy profil glikemiczny (1,16 ±0,09 g/l). W rzeczywistości, niska i długotrwała aktywność fizyczna umożliwia obniżenie poziomu lipidów we krwi, jak również glikemii, ponieważ ta długotrwała aktywność umożliwia lepsze podniesienie temperatury ciała, aby stopniowo rozpraszać tłuszcze i cukier, jak wykazano w Shaw *et al.* (2006), wskazując, że umiarkowana aktywność fizyczna pomaga obniżyć poziom TG we krwi, ponieważ urbanizacja jest związana z drastycznym spadkiem aktywności fizycznej. Sobngwi *i in.* (2003) wykazali również, że ryzyko wystąpienia T2D było związane ze spadkiem aktywności fizycznej. Ponadto, w wieku od 30 do 40 lat, otrzymujemy pracę i małżeństwo, które całkowicie modyfikują nawyki życiowe, które wywołują przyrost masy ciała, co jest pozytywnym sygnałem wykorzystywanym do docenienia dochodów i opieki sprawowanej przez żonę, a więc obserwowanego spadku aktywności fizycznej. Co więcej, Benjelloun (2002) potwierdza tę ideę, pokazując związek między aktywnością fizyczną a pojawieniem się chorób przewlekłych, w tym otyłości.

3.2.2.3. Wpływ aktywności fizycznej na niektóre biomarkery

Intensywność aktywności fizycznej może również wpływać na poziom transaminaz. Należy zauważyć, że dla intensywnej aktywności fizycznej ALT ma najwyższą wartość (17,91 ±2,59 U/L), podczas gdy dla AST jest to umiarkowana aktywność fizyczna (19,94 ±2,03 U/L), która ma najwyższą wartość, ale nie różni się znacząco od aktywności fizycznej intensywnej (19,65 ±1,39 U/L). Wyniki te są porównywalne z wynikami uzyskanymi przez Kabamba *i wsp.* (2014), którzy zaobserwowali wzrost poziomu transaminaz u osób z ostrą malarią po zniszczeniu komórek. Wskazywałoby to, że intensywna aktywność fizyczna spowodowałaby uszkodzenie tkanki mięśniowej i mikrotraumę oraz doprowadziłaby do zwiększenia poziomu transaminaz we krwi. Moss i Henderson (1999) stwierdzili, że wysiłek mięśniowy może zwiększyć poziom transaminaz poprzez niszczenie komórek mięśniowych. Niska aktywność fizyczna ma najlepszy profil kwasu moczowego (11,62 ±1,44 mg/dl) i kreatyniny (0,88 ±0,16 mg/dl) w porównaniu do umiarkowanej i intensywnej aktywności fizycznej. Można by pomyśleć, że im bardziej intensywna jest aktywność fizyczna, tym większe są uszkodzenia komórek mięśniowych, co zwiększyłoby te poziomy we krwi; ponieważ kreatynina pochodzi z metabolizmu mięśniowego, zanim zostanie wyeliminowana w nerkach (Evrard, 2016), a kwas moczowy pochodzi zarówno z diety, jak i śmierci komórek (Schlienger, 2016). Zauważa się również, że poziom kwasu moczowego w DHD wzrasta wraz z aktywnością fizyczną i wiekiem (12,85 ±0,94 mg/dl, 13,81 ±0,91 mg/dl i 16,28 ±1,21 mg/dl) odpowiednio w grupach 30-40, 41-50 i 51-60 lat. Ta hiperurykemia pokazuje, że populacja tej strefy jest predysponowana do patologii układu sercowo-naczyniowego. Rzeczywiście, wykazano, że hiperurykemia może wywoływać nadciśnienie tętnicze (Hadjeres i Sandan, 2009) i może być uznana za wskaźnik śmiertelności i zachorowalności na choroby układu krążenia u mężczyzn (Fang i Alderman, 2000).

3.2.3. Ocena zespołu metabolicznego

3.2.3.1. Oszacowanie częstości występowania czynników ryzyka CMD

Ogólnie rzecz biorąc, pozornie dobry stan zdrowia uczestników nie jest potwierdzony przez wyniki analizy biomarkera i kwestionariusza. Częstość występowania czynników ryzyka MetS jest wysoka w DHD. W rzeczywistości 18,69% osób otyłych i 42,99% osób z nadwagą zarejestrowanych jest na obszarze miejskim według BMI. Na obszarach wiejskich 10,88% osób to tylko osoby otyłe, a 36,05% to osoby z nadwagą. Może to być konsekwencją wzmożonego siedzącego trybu życia na obszarach miejskich, który przyczynia się do nadmiernego spożycia alkoholu. Z tego powodu grupa wiekowa 41-50 lat jest bardziej dotknięta (19,61% otyłości), ponieważ przyrost masy ciała zaczyna się zazwyczaj po wejściu w życie zawodowe i rośnie z czasem. Ten wskaźnik otyłości jest wyższy niż deklarowany przez WHO (2016) (9,6% Kameruńczyków). Ten wzrost wskaźnika otyłości można wytłumaczyć rosnącą urbanizacją i motoryzacją związaną z telewizją, o czym wspominał Fezeu *i inni* (2008). Podobnie Bita *i in.* (2012) w Kamerunie stwierdzili ogólną częstość występowania 23,4% otyłości i 49,1% nadwagi, stwierdzając, że najbardziej dotknięte były osoby w wieku 45 lat i starsze, u których przyczyną był alkoholizm i objadanie się.

Hipertrójglicerydemia jest niezwykła na obszarach wiejskich (78,91%), można to wytłumaczyć wysokim spożyciem nierafinowanego oleju palmowego, zwłaszcza w okresie od listopada do marca, który jest okresem obrzędów i innych tradycyjnych ceremonii, które olej zawiera 85% nasyconych kwasów tłuszczowych, które zwiększają poziom triglicerydów we krwi. HDL-c jest niższa na obszarach miejskich (94,39%), co byłoby konsekwencją otyłości, siedzącego trybu życia, hiperglikemii, a nawet cukrzycy typu 2, które przyczyniają się do obniżenia HDL- c (Briel *i in.*, 2009). Na obszarach miejskich jest więcej osób z nadciśnieniem tętniczym (43,92% skurczowego HT i 34,58% rozkurczowego HT), wyniki te są zbliżone do wyników WHO (2012) (40% dorosłych w Afryce) i Cameroon Heart Foundation (2016) (37% kameruńskiego) i byłyby konsekwencją miejskiego stylu życia. Hiperglikemia zakładająca cukrzycę dotyka 25,23% na obszarach miejskich i 18,24% na obszarach wiejskich, co byłoby uzasadnione wysokim spożyciem słodkiej żywności w miastach. Chociaż WHO (2016 r.) potwierdza, że częstość występowania cukrzycy jest wyższa na obszarach miejskich, wskaźniki te są znacznie wyższe od tych stwierdzonych przez Kameruńską Fundację Serca (10%) i WHO (9%) w roku 2016 w Kamerunie. Istniała wysoka korelacja (R2 = 0,84) pomiędzy TC i TG oraz pomiędzy SBP i DBP (R2 = 0,72). Byłoby to konsekwencją niezdrowych nawyków żywieniowych, alkoholizmu, palenia i siedzącego trybu życia tych osób. Te silne korelacje są porównywalne do tych uzyskanych przez Chiadaka *i wsp.* (2017) na temat parametrów sercowo-naczyniowych dwóch populacji w Kamerunie Północnym i Południowym (R2 = 0,82 pomiędzy SBP i DBP oraz R2 = 0,61 pomiędzy TC i TG).

3.2.3.2. Oszacowanie częstości występowania zespołu metabolicznego

Zgodnie z kryteriami Międzynarodowej Federacji Diabetologicznej (International Diabetes Federation) wyniki tego badania wskazują, że częstość występowania MetS jest różna w zależności od wieku i stylu życia; jednak osoby z MetS mają większe ryzyko rozwoju CMD. Rozpowszechnienie MetS związane ze stylem życia pokazuje, że liczba osób pijących i palących DHD wynosi odpowiednio 71,53% i 41,67%. Te wystarczająco wysokie wskaźniki sugerują, że alkoholizm i palenie są w tej dziedzinie bardzo wyraźne. Poziom wykształcenia wskazuje, że pracownicy naukowi są najmniej dotknięci tym syndromem (19,3%) w porównaniu z 42,67% wśród osób niewykształconych, co sugeruje, że pracownicy naukowi są bardziej wykształceni w zakresie czynników ryzyka i że poziom wykształcenia wyższego byłby czynnikiem ochronnym MetS. Wysokie spożycie soli zwiększa częstość występowania MetS w DHD (34,93%). Można by pomyśleć, że w tej dziedzinie wskaźnik nadciśnienia jest wysoki i wzrasta z wiekiem. Ponadto, że osoby te nie mają zmysłu pomiaru podczas spożywania soli, chociaż utrata wrażliwości na smak rozwija się wraz z wiekiem. Rzeczywiście, Sossa (2012) stwierdził, że w Afryce spożycie soli jest często niedoceniane.

Ponadto Cohen i Alderman (2007) oraz Strazzullo *i in.* (2009) wykazali, że nadmierne spożycie soli wiąże się ze zwiększonym ryzykiem sercowo-naczyniowym. Brak prac nad MetS i brak konsensusu w diagnozowaniu MetS sugerują, że wyniki te wskazują, iż populacje DHD są silnie dotknięte MetS (38,98%), przy czym 48,60% osób w miastach i 31,97% tylko na obszarach wiejskich jest dotkniętych MetS. Najbardziej dotknięta jest grupa wiekowa 51-60 lat (78,72% na obszarach wiejskich i 59,62% w miastach). Można to wytłumaczyć ekspozycją na miejski styl życia. Przewaga ta jest wyższa niż ta uzyskana w Brazylii (22,6%) przez Salaroli *i in.* (2013), w Algierii (26,33%) przez El Moudjahid (2008), ale wydaje się bliska 34,83% stwierdzonej przez WHO (2016) wśród palaczy na całym świecie i 44% wśród palaczy w Kamerunie. Te alarmujące wskaźniki wynikają z alkoholizmu, palenia tytoniu, siedzącego trybu życia i niezdrowej diety, na które narażone są te populacje.

WNIOSKI, ZALECENIA I PERSPEKTYWY

Niniejsze badanie przekrojowe przeprowadzone na dorosłych mężczyznach na obszarach miejskich i wiejskich w Dschang w Kamerunie miało na celu przede wszystkim opracowanie danych epidemiologicznych i biochemicznych, które mogłyby przyczynić się do zapobiegania chorobom kardiometabolicznym w Kamerunie. Po pierwsze, na zakończenie tego badania możemy stwierdzić, że mieszkańcy Dschang Health District przyjmują zły styl życia, który jest przyczyną wielu patologii kardiometabolicznych, związanych w szczególności z jednej strony z niskim spożyciem owoców i warzyw, a z drugiej strony z wysokim spożyciem soli, nierafinowanego oleju palmowego i alkoholu, zwłaszcza w okresie od listopada do marca, który zbiega się z obrzędami i innymi tradycyjnymi ceremoniami. Po drugie, w Dschang Health District zachowania siedzące, choć związane z poziomem wykształcenia, stanem cywilnym i wykonywanym zawodem, zwiększyły ryzyko chorób kardiometabolicznych. Jednak grupa wiekowa 51-60 lat była najbardziej aktywna i umiarkowana aktywność fizyczna została uznana za najbardziej korzystną ze względu na korzyści, jakie przynosi. Wreszcie, ocena zespołu metabolicznego wykazała stosunkowo wysoką częstość występowania w tym Dschang Health District, znacznie bardziej w obszarze miejskim. Przewaga ta w dwóch populacjach żyjących w dwóch różnych środowiskach wynika głównie ze złych nawyków życiowych.

Wykorzystanie informacji epidemiologicznych pomoże nam w edukacji, planowaniu, realizacji i ocenie programu aktywności fizycznej, edukacji żywieniowej, programów profilaktyki i kontroli chorób kardiometabolicznych, co ma fundamentalne znaczenie, jeśli chcemy oszacować i kontrolować mnogość tych żniwiarzy życia, które nadal pod naszym bezradnym okiem pokonują nasze rodziny. W celu poprawy stanu zdrowia naszych społeczeństw, ich wiedzy na temat czynników ryzyka kardiometabolicznego przyczyniających się do walki z chorobami kardiometabolicznymi, w Kamerunie można prowadzić przyszłe badania:

- Poszerzenie badań wśród kobiet;
- Skoncentruj się na tym, w jaki sposób wykorzystuje się do konsumpcji żywność, taką jak nierafinowany olej palmowy, sól, warzywa i owoce;
- Opracowanie profilu składników odżywczych różnych diet lokalnych i skorelowanie ich z ryzykiem kardiometabolicznym;
- Należy pilnie określić częstość występowania zespołu metabolicznego na poziomie krajowym na podstawie bardziej reprezentatywnej próbki.

REFERENCJE

1. **Abegunde DO., Mathers CD., Adam T., Ortegon M. et Strong K.** , 2007. Obciążenie i koszty chorób przewlekłych w krajach o niskich i średnich dochodach. *Lancet*; 370(9603):1929-1938. DOI: 10.1016/S0140-6736(07)61696-1.
2. **Aboussaleh Y., Farsi M., El Hioui M. i Ahami A.**, 2009. Przemiany żywieniowe w Maroku: Współistnienie anemii i otyłości wśród kobiet w północno-zachodnim Maroku. *Antropo*. 19:67-74. www.didac.ehu.es/antropo. Konsultacje odbyły się w dniu 17.11.2011 r.
3. **Aboussaleh Y. i Sbaibi R.** , 2015. Status żywieniowy ludności północno-zachodniego Maroka. *Antropo*; 33, 13-20. www.didac.ehu.es/antropo.
4. **Abramson J.** , 2004. Przedawkowana Ameryka: Złamana obietnica amerykańskiej medycyny. Nowy Jork : Harpercollins : 132. Fausses couches, anomalie congénitales et allaitement.
5. **Agostino RB., Vasan RS., Pencina MJ., Wolf PA., Cobain M. i Massaro JM.**, 2008. Ogólny profil ryzyka sercowo-naczyniowego do stosowania w podstawowej opiece zdrowotnej: badanie Framingham Heart Study. *Cyrkulacja* ; 117 :743-53.
6. **Alan RT. i Ross LL.** , 2017. Cardiovascular disease : Commonality with cancer ; Nature doi:10.1038/nature21505, mis en ligne le 22 Février 2017 (http://www.nature.com/nature/journal/vaop/ncurrent/full/nature21505.html.
7. **Alberti GK., Eckel RH. i Grundy SM.** , 2009. Harmonizacja Syndromu Metabolicznego. A Joint Interim Statement of the International Diabetes Federation Task Force on Epidemiology and Prevention; National Heart Lung and Blood Institute; American Heart Association; World Heart Federation; *International Atherosclerosis Society; and International Association for the study of Obesity. Cyrkulacja; 120:1640-45.*
8. **Alberti KG., Zimmet P. i Shaw J.** , 2005. IDF Epidemiology Task Force Consensus Group. Zespół metaboliczny: nowa światowa definicja. *Lancet*; 366:1059-1062.
9. **Allam AH., Thompson RC., Wann LS., Miyamoto MI. i Thomas GS.** , 2009. " Computed tomographic assessment of atherosclerosis in ancient Egyptian mummies " *JAMA*; 302:2091-2094.
10. **Altman DG., Schulz KF., Moher D., Egger M., Davidoff F., Elbourne D., Gøtzsche PC. i Lang T.**, 2001. Zrewidowane oświadczenie w sprawie sprawozdawczości dotyczącej prób losowych: Wyjaśnienie i opracowanie dla grupy CONSORT. *Ann Intern Med*; 134(8):663-694. DOI: 10.7326/0003-4819-134-8-200104170-00012.
11. **Amedeo M., Saverio BF., Wanda KC., Spagnoli F., Francesconi M., Vicinanza R., Delle CR. i Biondi M.**, 2013. Zachowania związane z paleniem

tytoniu i zaburzeniami zdrowia psychicznego - wzajemne wpływy i implikacje dla terapii. *Int. J. Environ. Res. zdrowia publicznego;* 10:4790-4811; Doi: 10.3390/ijerph10104790.

12. **Amy L. , Green R., Putschew A. i Nehls T.**, 2014. " Śmieciane niedopałki papierosów jako źródło nikotyny w wodach miejskich " *Dziennik hydrologiczny*; 519:3466-3474.
13. **Anastos K., Ndamage F., Lu D., Cohen MH., Shi Q., Lazar J., Bigirimana V. i Mutimura E.**, 2010. Poziom lipoprotein i ryzyko sercowo-naczyniowe u rwandyjskich kobiet zakażonych HIV i niezakażonych. *AIDS Research and Therapy*; 7:3.
14. **Anderson P. , Chisholm D, i Fuhr DC.** , 2009. Effectiveness and cost-effectiveness of policies and programmes to reduce the harm caused by alcohol, *Lancet*; 373:2234-2246.
15. **Arguedas JA. , Perez MI. , Wright JM.**, 2009. "« Treatment blood pressure targets for hypertension ». *Cochrane Database Syst Rev*; 3. CD004349.pub2.
16. **Auzias D. i Labourdette JP.** , 2014. Firma farmaceutyczna. GlaxoSmithKline, RPA 2014 -2015. Petit Futé Country Guides 600 stron.
17. **Aviram M., Volkova N., Coleman R., Dreher M., Kesava RM., Ferreira D. i Rosenblat M.** , 2008. Fenoliki granatów z łupin, pałeczek i kwiatów są antyherogenne: Badania in Vivo na myszach z aterosklerotycznym składnikiem apolipoproteinowym E (E0) oraz *in Vitro na* makrofagach hodowlanych i lipoproteinach. *Journal of Agricultural and Food Chemistry*; 56(3):1148-57. PMID18173244.Doi: 10.1021/jf071811q.
18. **Baillot A.**, 2010. Ćwiczenie przekwalifikowujące u osób z zespołem metabolicznym: wpływ na reakcje hormonalne i jakość życia. Praca doktorska, Uniwersytet w Orleanie, Francja. 2010; 232.
19. **Bangalore S. , Breazna A. i DeMicco DA.** , 2015. Visit-to-visit low-density lipoprotein cholesterol variability and risk of *cardiovascular* outcomes: insights from the TNT trial, *J Am Coll Cardiol;* 65:1539-1548.
20. **Barquera S., Pedroza-Tobías A., Medina C., Hernández-Barrera L., Bibbins-Domingo K., Lozano R. i Moran AE.**, 2015. Globalny przegląd epidemiologii chorób miażdżycowych układu sercowo-naczyniowego. *Archiwum badań medycznych; 46*(5):328-338.
21. **Benissan AT, Degbé M., Akpalo E., Aklikokokou K. i Gbeassor M.** , 2015. Częstość występowania czynników ryzyka sercowo-naczyniowego u osób z Ogo w Togo. *Nauki o życiu i ziemi oraz agronomia.* Rev. CAMES - vol. 03 Num 02.
22. **Benjelloun S.**, 2002. Przejście na odżywianie w Maroku. *Public Health Nutr;* 5:135-40.

23. **Berrington GA., Hartge P., Cerhan JR., Flint AJ., Hannan L., MacInnis RJ., Moore SC., Tobias GS., Anton-Culver H., Freeman LB., Beeson WL., Clipp SL., English DR., Folsom AR., Freedman DM., Giles G., Hakansson N.., Henderson KD., Hoffman-Bolton J., Hoppin JA., Koenig KL., Lee IM., Linet MS., Park Y., Pocobelli G., Schatzkin A., Sesso HD., Weiderpass E., Willcox BJ., Wolk A., Zeleniuch-Jacquotte A., Willett WC., Thun MJ.,** 2011. Wskaźnik masy ciała i śmiertelności wśród 1,46 mln białych dorosłych. *N. Engl. J. Med.;* 1; 365(9):869. doi: 10.1056/NEJMoa1000367.
24. **Berryman CE., Agarwal S., Lieberman HR., Fulgoni VL. i Pasiakos SM.,** 2016. Dieta o wyższej zawartości białek zwierzęcych i roślinnych wiąże się z niższą przyswajalnością i nie upośledza funkcji nerek u osób dorosłych w USA. *Am J Clin Nutr;* 104(3):743-9. Doi: 10.3945/ajcn.116.133819.
25. **Béyémé OJ.** , 2002. Kamerunski system opieki zdrowotnej. ADSP (Actualité et Dossier de Santé Publique), sekcja międzynarodowa. Stażysta zdrowia publicznego, HCSP.
26. **Bita FAA., Lemogoum D., Owona MJ., Dissongo JII., Tobbit R., Ngounou MD., Etapelong SG. i Kollo B.,** 2012. Epidemiologia otyłości w środowisku pracy, Douala, Kamerun. *Rev. Med. Brux.;* 33:131-7.
27. **Blanco C., Xu Y., Brady K., Pérez-Fuentes G., Okuda M., i Wang S.,** 2013. Współistnienie zaburzeń stresu pourazowego z uzależnieniem od alkoholu wśród dorosłych w USA: wyniki Narodowego Badania Epidemiologicznego Alkoholu i Warunków Pokrewnych. *Uzależnienie od narkotyków i alkoholu*; 132(3), 630-638.
28. **Blanke D. i Vera CS.** , 2004. Prawodawstwo dotyczące kontroli wyrobów tytoniowych: Przewodnik wprowadzający, Światowa Organizacja Zdrowia.
29. **Bloom DE., Cafiero ET., Jané-Llopis E., Abrahams-Gessel S., Bloom LR., Fathima S., Feigl AB., Gaziano T., Mowafi M., Pandya A., Prettner K., Rosenberg L., Seligman B., Stein AZ. i Weinstein C.,** 2011. Globalne obciążenie ekonomiczne chorobami niezakaźnymi. Genewa: Światowe Forum Ekonomiczne. Sprawozdanie Światowego Forum Ekonomicznego i Harwardzkiej Szkoły Zdrowia Publicznego. Światowe Forum Ekonomiczne CH-1223 Kolonia/Genewa.
30. **Bosomworth NJ.** , 2013. Jak rozpoznać i opanować dyslipidemię aterogenną. Przegląd kliniczny, *Can. Fam. Physician;* 59:1169.
31. **Bourne RR., Stevens GA., White RA., Smith JL., Flaxman SR. i Price H.,** 2013. Przyczyny utraty wzroku na świecie, 1990-2010: analiza systematyczna. *Lancet Global Health*; 1: e339-e349.
32. **Brasaemle DL.** , 2007. "Tematyczna seria recenzji. Biologia Adipocytów. The perilipin family of structural lipid droplet protein: stabilization of lipid droplets

and control of lipolysis ", *Journal of Lipid Research*; 48(12):2547-2559. DOI 10.1194/jlr.R700014-JLR200.

33. **Briel M. , Ferreira-Gonzalez I. You JJ., Karanicolas PJ. i Wu P.**, 2009. "Związek między zmianą cholesterolu lipoprotein o wysokiej gęstości a zachorowalnością i śmiertelnością w chorobach układu krążenia: przegląd systematyczny i analiza meta-regresji " *BMJ*; 338:b92.
34. **Brindle P., Emberson J., Lampe F., Walker M., Whincup P., Fahey T. i Ebrahim S.**, 2003. "Przewidywalna dokładność oceny ryzyka wieńcowego Framingham u Brytyjczyków: prospektywne badanie kohortowe". *BMJ*. 327 (7426): 1267. Doi: 10.1136/bmj.327.7426.1267.
35. **Brown JH., Gillooly JF., Allen AP., Savage VM. i West GB.**, 2004. Toward a metabolic theory of ecology. *Ekologia*; 85:1771-1789.
36. **Bucknam W.** , 2007. Tłumienie objawów uzależnienia od alkoholu i łaknienia przy użyciu wysokiej dawki baklofenu, *Alkohol*; 42:158-60.
37. **Cameron AJ., Magliano DJ., Zimmet PZ., Welborn T. i Shaw JE.**, 2007. Zespół metaboliczny w Australii: częstość występowania przy użyciu czterech definicji. *Diabetes Res. Clin. Praktyka.* 77(3):471-478.
38. **Cameron AJ., Shaw JE., Zimmet PZ., Alberti KM. i Tuomilehto J.**, 2004. Zespół metaboliczny: częstość występowania w populacjach światowych. *Endokrynol Metab Clin North Am.*
39. **Cameron AJ., Shaw JE. , Zimmet PZ., Chitson P., Alberti KM. i Tuomilehto J.**, 2003. Porównanie definicji zespołu metabolicznego WHO i NCEP w ciągu 5 lat na Mauritiusie. *Diabetologia*; 46: A3068.
40. **Cardenas J.** , 2009. Zaburzenia biologiczne wątroby u osoby bezobjawowej, Université Médicale Virtuelle Francophone. Materiały szkoleniowe (punkt 83: Wirusowe zapalenie wątroby).
41. **Cawley J., i Meyerhoefer C.**, 2012. "Koszty opieki medycznej nad otyłością": Podejście oparte na zmiennych instrumentalnych." *Journal of Health Economics* ; 31(1) : 219-30.
42. **Chiadak JD., Perret J., Womeni HM., Kuité JR., Cullus P., Senterre C. et Delporte C.** , 2017. Pilotażowe badanie czynników ryzyka związanych z chorobami sercowo-naczyniowymi u północnych i południowych Kameruńczyków. *Cardiovasc. J. Afr.*; 28: DOI: 10.5830/CVJA-2016-094.
43. **Choukem SP, Mengue JA, Doualla MS, Donfack SO i Beyiha G.** , 2015. Częstość występowania i czynniki predykcyjne hiperurykemii w populacji kameruńskich chorych na cukrzycę typu 2. *Cukrzyca i metabolizm; Tom* 41(1): A38-A39. https://doi.org/10.1016/S1262-3636(15)30137-3.
44. **Choukem SP., Kamdeu CJ., Leary SD., Mboue DY., Nebongo DN., Akazong C., Mapoure YN., Shield JPH., Gautier JF. I Mbanya JC.** , 2017.

Nadwaga i otyłość u dzieci w wieku 3-13 lat w miejskim Kamerunie: przekrojowe badanie częstości występowania i związku ze statusem społeczno-ekonomicznym. *BMC Otyłość ;* 4:7. DOI 10.1186/s40608-017-0146-4
45. **Kościół TS.** , 2002. Związki między sprawnością sercowo-naczyniową a aktywnością białka C-reaktywnego u mężczyzn. *Arteriosklerem. Skrzep. Vasc.* Biol. 22, 1869-1876.
46. Cohen HW. i Alderman MH., 2007. Sód, ciśnienie krwi i choroby sercowo-naczyniowe. *Curr Opin Cardiol*; 22:306-310. DOI:10.1097/HCO.0b013e3281527901.
47. **Colbert LH.** , 2004. Aktywność fizyczna, ćwiczenia fizyczne i markery stanu zapalnego u osób starszych: wyniki Badania Zdrowia, Starzenia się i Składu Ciała. *J. Am. Geriat. Soc.* 52.
48. **Collins D., Lee J., Bobrovitz N., Koshiaris C., Ward A. i Heneghan C.,** 2016. "Proste i możliwe do dostosowania wdrożenie wykresów ryzyka sercowo-naczyniowego WHO/ISH dla wszystkich podregionów epidemiologicznych na świecie". *Badania naukowe*; Doi: 10.12688/f1000research.9742.1.
49. **Costanzo P., Perrone-Filardi P., Vassallo E.** , 2010. Czy leczenie choroby szyjki macicy Intima-Media Predict Reduction of Cardiovascular Events? A Meta-Analizy 41 randomizowanych prób, *J Am Coll Cardiol*; 56:2006-2020.
50. **Dabou S., Telefo PB., Leonard SF.** , 2018. Ocena nawyków żywieniowych i stylu życia w zakresie występowania zespołu metabolicznego i otyłości u studentów studiów licencjackich Uniwersytetu w Kamerunie: Badanie przekrojowe. *J Metabolic Synd*; 7: 236. doi:10.4172/2167-0943.1000236.
51. **Dali-Youcef N. i Schlienger JL.,** 2012. Metabolizm alkoholowy. EMC - *Endokrynologia - Żywienie;* DOI: 10:105516/S1155-1941(12)51272-2.
52. **Dandji SMB.,** 2009. Metaboliczne działanie pokarmu wzbogaconego o mleko sojowe, w połączeniu z ćwiczeniami fizycznymi u otyłych szczurów, praca magisterska. Uniwersytet Dschang - Kamerun. 106p
53. **Davidson WS. , Silva RA. , Chantepie S. , Lagor WR. , Chapman MJ. i Kontusz A.**, 2009. Analiza proteomiczna zdefiniowanych subpopulacji HDL ujawnia specyficzne dla cząstek klastry białkowe: znaczenie dla funkcji antyoksydacyjnej, *Arterioscler Thromb Vasc Biol;* 29:870-876.
54. **Deheeger M., Rolland-Cachera MF. i Fontvieille AM.,** 1997. Aktywność fizyczna i skład ciała u 10-letnich dzieci francuskich: powiązania z przyjmowaniem pokarmów? *Int. J. Obes.Relat. Metab. Nieład;* 21:372-379.
55. **Dehghan M, Al Hamad N. , Yusufali A. , Nusrath F. , Yusuf S. i Merchant AT.,** 2005. Rozwój Kuwejtu w oparciu o lokalną żywność. *Nutr J*; 27; 4:18. DOI: 10.1186/1475-2891-4-18.

56. **DSD, 2014.** (Dschang Health District) Populacja i procent wzrostu - Mapa DSD - Kontakty menedżerów obszarów zdrowotnych.
57. **Di Angelantonio E. , Sarwar N. i Perry P.**, 2009. Major lipidów, apolipoprotein i ryzyka chorób naczyniowych, *JAMA*; 302:1993-2000.
58. **Diao D. , Wright JM. , Cundiff DK. i Gueyffier F**, 2012. Farmakoterapia na łagodne nadciśnienie, *Cochrane Database Syst Rev*; (8):CD006742.
59. **Dimodi H., Etame L., Nguimkeng B., Mbappe F., Ndoe N., Tchinda J., Ebene J., Ntentié F., Kingue G., Angie M., Paka G., Kouanfack C., Ngondi J. i Enyong J.** , (2014). Częstość występowania zespołu metabolicznego u pacjentów zakażonych HIV w Kamerunie. *World Journal of AIDS*; 4, 85-92. doi: 10.4236/wja.2014.41011.
60. **Dunbar RL. , Rader DJ.** , 2005. Demistyfikacja triglicerydów: praktyczne podejście dla klinicysty. *Cleve. Clin. J. Med.*; 72(8):661-6, 670-2, 674-5.
61. **Ebbeling CB., Pawlak DB. i Ludwig DS.**, 2002. Otyłość w dzieciństwie: kryzys zdrowia publicznego, lekarstwo na zdrowy rozsądek. *Lancet;* 360, 473-482.
62. **EDS-MICS**, 2011. (badanie demograficzne i zdrowotne oraz badanie klastrów wielorakich wskaźników). Charakterystyka kraju i prezentacja badania, rozdział 1, P1.
63. **El Moudjahid,** 2008. Wiadomości na temat zdrowia w Maghrebie. *Le guide de la médecine et de la santé au Maghreb,* éd. de Mars, Algérie.
64. **El Rhazi K.,** 2010. Nutritional Transition, Associated Factors and Emergence of Chronic Diseases in Morocco: Cross-sectional Study in General Adult Population, PhD Thesis, December at the University of Bordeaux 2 - France. 116p.
65. **EMO S.,** 2004. Aktywność fizyczna i zdrowie: badanie porównawcze trzech miast europejskich. Praca doktorska doktora medycyny. Wydział Mieszany Medycyny i Farmacji w Rouen, Francja.
66. **Esser N., Paquot N. i Scheen AJ.** , 2010. Sprawność fizyczna a tyłożuchwość: aspekty patofizjologiczne i kardiometaboliczne u dorosłych osób niecukrzycowych. Uniwersytet w Liège-Belgium. *Medycyna chorób metabolicznych*; 4(3).
67. **Etoundi NLS, Longo F., Sego MF, Temgoua TS i Bopelet M.,** 2001. Otyłość, wysokie ciśnienie krwi i cukrzyca w populacji wiejskich kobiet w zachodnim Kamerunie. *Medycyna Czarnej Afryki*; 48(10).
68. **Evrard N.,** 2016. Kreatynina. Choroby i objawy. Na zdrowie. Dobre samopoczucie. Innowacja.
69. **Ewané EM, Mandengué SH, Priso BE, Tamba MS, Ahmadou i Fouda BA.** , 2012. Badania przesiewowe w kierunku chorób sercowo-naczyniowych u

studentów Uniwersytetu w Douala oraz wpływu aktywności fizycznej na sport. *Pan African Medical Journal*; 11:77.
70. **Fahy E., Subramaniam S., Brown AH., Glass CK., Merrill AH., Murphy RC., Raetz CR., Russell DW., Seyama Y., Shaw W., Shimizu T., Spener F., Meer G., Nieuwenhze MS., White SH., Witztum JL. i Dennis EA.,** 2005. "Kompleksowy system klasyfikacji lipidów", *Journal of Lipid Research*, 46:839-862 (PMID 15722563, DOI 10.1194/jlr.E400004-JLR200.
71. **Fang J. i Alderman MH.**, 2000. Serum uric acid and cardiovascular mortality the NHANES I epidemiological follow-up study, 1971-1992. Krajowe badanie ankietowe dotyczące zdrowia i odżywiania. *JAMA ;* 10 ; 283(18):2404-10.
72. **FAO,** 1992. *Przeprowadzanie małych badań żywieniowych - podręcznik terenowy,* Rzym.
73. **FAO i WFP,** 2011 r. Kompleksowa analiza bezpieczeństwa żywnościowego i podatności na zagrożenia (Comprehensive Food Security and Vulnerability Analysis - CFSVA) w Kamerunie. Gromadzenie danych kwiecień-maj.
74. **FAO,** 2014. www.fao.org/countryprofiles/ consulté en Octobre 2015.
75. **FCC** (Cameroon Heart Foundation), 2016. Bezpłatne badania przesiewowe w kierunku wysokiego ciśnienia krwi i innych chorób układu krążenia oraz czynników ryzyka. Zróbcie ocenę ryzyka sercowo-naczyniowego!!! Światowy Dzień Nadciśnienia, 10 do 25 maja.
76. **Fernald LC. Gutierrez JP., Neufeld LM., Olaiz G., Bertozzi SM. i Mietus-Snyder M.** , 2004. Wysokie występowanie otyłości wśród ubogich w Meksyku. *JAMA*; 291:2544-5. DOI:10.1001/jama.291.21.2544.
77. **Fezeu LK., Assah FK., Balkau B., Mbanya DS., Kengne AP., Awah PK. i Mbanya JCN., 2008.** Dziesięcioletnie zmiany w zakresie otyłości centralnej i BMI w wiejskim i miejskim Kamerunie. *Dziennik otyłości.*
78. **Ford ES. i Li C.,** 2006. Aktywność fizyczna lub sprawność fizyczna i zespół metaboliczny. *Ekspert ks. Kardiowasc. Ther;* 4, 897-915.
79. **Foster GD., Makris AP., Bailer BA.,** 2005. Leczenie behawioralne otyłości. *Am J Clin Nutr;* 82: Suppl: 230S-235S. PMID: 16002827.
80. **Freeman MK. , Fleming TD.** , 2014. "Palenie tytoniu i konsumpcja papierosów w 187 krajach, 1980-2012", *Journal of the American Medical Association;* 311(2):183-192. DOI 10.1001/jama.2013.284692.
81. **GATS** (Global Adult Tobacco Survey), 2011. Nadzór i monitorowanie inicjatywy na rzecz środowisk wolnych od tytoniu (TFI). http://www.who.int/tobacco/surveillance/survey/gats/en/.
82. **Gaziano TA. , Young CR. , Fitzmaurice G. , Atwood S. i Gaziano JM.** , 2008. Laboratoryjna i nielaboratoryjna metoda oceny ryzyka chorób układu krążenia: kohorta NHANES I Follow-up Study, *Lancet;* 371:923-931.

83. **George S. , Everly Jr., Jeffrey M. i Lating**, 2012.A Clinical Guide to the Treatment of the Human Stress Response, Springer Science & Business Media, 3 décembre (ISBN 9781461455387), s. 488.
84. **Gérard P., Lepercq P., Leclerc M., Gavini F., Raibaud P. et Juste C.** , 2007. Bactérie trouvée par des chercheurs de Jouy-en-Josas. *Bacteroides sp*. Strain D8, the First Cholesterol-Reducing Bacterium Isolated from Human Feces, *Applied and Environmental Microbiology,* 73:5742-5749.
85. **Gitahi T.** , 2006. Różnice w chorobach sercowo-naczyniowych, biochemicznych markerach ryzyka, aktywności fizycznej i odżywiania pomiędzy próbką miejską a pasterską w Kenii. Praca doktorska w szkole nauk o zdrowiu na Uniwersytecie Kenyatta.
86. **Go AS., Mozaffarian D., Roger VL., Benjamin EJ., Berry JD., Blaha MJ., Dai S., Ford ES., Fox CS., Franco S., Fullerton HJ., Gillespie C., Hailpern SM., Heit JA., Howard VJ.., Huffman MD., Judd SE., Kissela BM., Kittner SJ., Lackland DT., Lichtman JH., Lisabeth LD., Mackey RH., Magid DJ., Marcus GM., Marelli A., Matchar DB., McGuire DK., Mohler ER. Moy CS., Mussolino ME., Neumar RW., Nichol G., Pandey DK., Paynter NP., Reeves MJ., Sorlie PD., Stein J., Towfighi A., Turan TN., Virani SS., Wong ND., Woo D. i Turner MB.,** 2014. Komitet Statystyki Amerykańskiego Stowarzyszenia Serca i Podkomitet ds. Statystyki Udaru. Statystyki chorób serca i udaru mózgu - aktualizacja na rok 2014: raport Amerykańskiego Stowarzyszenia Serca (American Heart Association). *Circulation21*; 129(3): e28-e292. Doi: 10.1161/01.cir.0000441139.02102.80.
87. **GPAQ,** 2003. Kwestionariusz Globalnej Aktywności Fizycznej 2003 - Przewodnik Analizy. Światowa Organizacja Zdrowia. [Dostępny w maju. 07, 2013] Dostępny pod adresem: http://www.who.int/chp/steps/GPAQ/en/index.html.
88. **Grammer TB. , Kleber ME. i März W.** , 2015. Średnica cząsteczek lipoprotein o małej gęstości i śmiertelność: Badanie Ryzyka i Zdrowia Sercowo-Naczyniowego Ludwigshafena, *Eur Heart J;* 36:31-38.
89. **Greene CM., Zern TL., Wood RJ., Shrestha S. i Fernandez ML.** , 2005. Utrzymanie stosunku stężenia cholesterolu LDL do cholesterolu LDL w populacji osób starszych przy obciążeniu cholesterolem dieteryjnym. *Journal of Nutrition;* 135:2793-2798.
90. **Grenlandia P., Gaziano JM.** , 2003. Praktyka kliniczna. Wybieranie bezobjawowych pacjentów do wieńcowej tomografii komputerowej lub elektrokardiograficznego badania wysiłkowego. *N Engl J Med*; 349:465-73.
91. **Grover SA., Kadouache M., Rempel P., Lawrence J., Dawes M., David CW. i Lowensteyn I.,** 2014. Lata straconego życia i zdrowego życia z powodu

cukrzycy i chorób układu krążenia u osób z nadwagą i otyłością: badanie modelowe. *Diabetes & Endocrinology; DOI:* https://doi.org/10.1016/S2213-8587 (14)70229-3.

92. **Haase CL. , Tybjaerg-Hansen A. , Qayyum AA. , Schou J. , Nordestgaard BG. i Frikke-Schmidt R.**, 2012. LCAT, cholesterol HDL i choroba niedokrwienna serca i naczyń krwionośnych: mendeliowskie badanie randomizacyjne cholesterolu HDL u 54 500 osób, *J. Clin. Endokrynol. Metab.;* 97: E248-E256.
93. **Hadjeres S. i Saudan P., 2009.** Hiperurykemia w nadciśnieniu tętniczym i niewydolności nerek: czynnik sprawczy czy epifenomenon? *Rev. Med. Szwajcaria*; 5: 451-6.
94. **Haseba T. et Ohno Y.**, 2010. Nowe spojrzenie na metabolizm alkoholowy i alkoholizm-rol w dehydrogenazie wysokokilogramowej klasy IIIADH3. *Int. J. Environ. Res. Public. Zdrowie.;* 7:1076-92.
95. **Haskell WL. , Lee IM. , Pate RR. , Powell KE. , Blair SN. , Franklin BA. , Macera CA. , Heath GW. Thompson PD. i Bauman A.**, 2007. Aktywność fizyczna i zdrowie publiczne. Aktualne zalecenia dla dorosłych z American College of Sports Medicine i *American Heart Association.* Cyrkulacja.
96. **Haskell WL., Lee IM. i Pate RR.** , 2007. Aktywność fizyczna i zdrowie publiczne: zaktualizowane zalecenie dla dorosłych z America College of Sports Medicine i American Health Association. *Med. Sci. Sport. Ćwiczenie.* ; 39 :1423-34.
97. **Hauhouot-Attoungbre ML., Yayo SE., Ake-Edjeme A., Ahibo H., Yapi HF. i Monnet D.**, 2008. Czy zespół metaboliczny istnieje na Wybrzeżu Kości Słoniowej? UFR Pharmacie, Université de Cocody, Abidjan, Laboratoire de Biochimie, BP V34 Abidjan 22, Côte d'Ivoire.
98. **Hayward R., Hofer T. i Vijan S.** , 2006. Brak dowodów na istnienie zalecanych celów w zakresie leczenia lipoprotein o niskiej gęstości: Rozwiązywalny problem, *Ann. Stażysta. Med.;* 145:520-530.
99. **Hegardt FG.**, 1999. "Mitochondrialna syntaza 3-hydroksy-3-metyloglutarylo-CoA: enzym kontrolny w ketogenezie ", *Biochemical Journal*; 338:569-582 (PMID 10051425, PMCID 1220089, DOI 10.1042/0264-6021:3380569.
100. **Hilawe EH., Yatsuya H., Kawaguchi L. i Aoyama A.** Gender Differences in the Prevalence of Diabetes Mellitus, Abnormal Fasting Blood Glucose and Glucose Intolerance in Sub-Saharan Africa: Systematic Review and Meta-analysis. Biuletyn Światowej Organizacji Zdrowia 91: 2013(9):621-715.
101. **Houehanou YC., Lacroix P., Mizehoun GC., Preux PM., Marin B. i Houinato DS.**, 2015. Wielkość czynników ryzyka sercowo-naczyniowego na

obszarach wiejskich i miejskich w Beninie: ustalenia z ogólnokrajowego badania sondażowego. *PloS one*; *10*(5), e0126441.

102. **Houezec JL.,** 2003. "Rola farmakokinetyki nikotynowej w uzależnieniu od nikotyny i terapii nikotynowej zastępczej: przegląd ".

103. http://www.ipubli.inserm.fr/bitstream/handle/10608/168/?sequence=15 , 2010. Konsultacje odbyły się w dniu 04.04.2017 r.

104. http://www.lci.fr/sante/sel-reduire-la-consommation-pour-sauver-des-vies-2021570.html 10/05/2017.

105.

106. **Hu J. , La Vecchia C. , DesMeules M. , Negri E. i Mery L.,** 2008. Canadian Cancer. Pobieranie składników odżywczych i błonnika oraz ryzyko wystąpienia raka komórek nerkowych. *Nutr Cancer*; 60(6):720-8. Doi: 10.1080/01635580802283335.

107. **IDF,** 2013. (International Diabetes Federation), IDF Diabetes Atlas, 6th ed. Brussels, Belgia. Google Scholar.

108. **Imorou A.**, 2014. Korelacja między wskaźnikiem otyłości i aterogenności u chorych na cukrzycę otrzymanych w CHD Borgou/Alibori. *Diabetes Metab*; 40: A31-A110.

109. **INPES**, 2007. Drogues & dépendances, le livret d'information, état des connaissances, éditions INPES, March, 179 p., bound.

110. **INPES**, 2012. Społeczny wizerunek tytoniu.

111. **Inserm,** 2010. (National Institute of Health and Medical Research) Instytuty tematyczne.

112. **International Diabetes Federation,** 2006, The IDF consensus worldwide definition of the metabolic syndrome. Bruksela: IDF Communications. PDF do pobrania z linkiem: http://www.idf.org/webdata/docs/IDF_Meta_def_final.pdf. Konsultacje w dniu 25/04/2017 r.

113. **International Diabetes Federation,** 2007. Zgoda IDF na definicję zespołu metabolicznego u dzieci i młodzieży. Bruksela: IDF Communications. PDF do pobrania z linkiem: http://www.idf.org/webdata/docs/Mets_definition_children.pdf. Konsultacje odbyły się w dniu 31/03/2015 r.

114. **IPAQ,** 2007. International Physical Activity questionnaire 2007-Programme (Promocja Żywności i Aktywności Fizycznej wersja francuska 2). Dostępne pod adresem: www.evaluationnutrition.fr/outils.html?file=tl_files/evalin/fichiers /narzędzia/. [Dostępny w maju. 07, 2013]

115. **IRS,** 2011. **(Instytut Badań Stresowych).** Szkolenie prewencyjne. http://www.google.com/intl/fr/analytics/privacyoverview.html.

116. **James PA. , Oparil S. i Carter BL.,** 2014. Evidence-based guideline for the management of high blood pressure in adults, report from the panel members appointed to the Eighth Joint National Committee (JNC 8), *JAMA*; 311:507-520.

117. **Janssen PT., Katzmarzyk WF. et Vereecken C.,** 2005. "Porównanie częstości występowania nadwagi i otyłości u młodzieży w wieku szkolnym z 34 krajów oraz ich związków z aktywnością fizyczną i wzorcami żywieniowymi". *Obesity Reviews*; 6(2):123-132, DOI 10.1111/j.1467-789X.2005.00176. x.

118. **Młoda Afryka,** 2014. Otyłość odrywa się od ziemi w Afryce 09 czerwca o 10:25.

119. **Jha P. , Ramasundarahettige C. i Landsman V.** , 2013. 21st-century hazards of smoking and benefits of cessation in the United States, *N. Engl. J. Med.*; 68:341-350.

120. **Jouven X., Desnos M., Guerot C., Ducimetière P.,** 1999. Przewidywanie nagłej śmierci w populacji: Paryskie Studium Perspektywiczne I. *Cyrkulacja*. Apr 20; 99(15):1978-1983.

121. **Kabamba AT., Mukuku O., Shamashanga LK., Kamunga DB., Bokanya AI., Lukumwena ZK. i Longanga AO.,** 2014. Ocena funkcji wątroby w ciężkiej postaci malarii u dzieci poniżej piątego roku życia w Kinszasie w Demokratycznej Republice Konga. *Pan. Afryka. Med. J. ;* 2014 ; 19: 266. DOI : 10.11604/pamj.2014.19.266.4673 PMCID : PMC4391885.

122. **Kabamba TA., Bakari SA., Longanga OA. i Lukumwena KZ.** , 2014. Spadek stężenia HDL-cholesterolu, wskaźnika stresu oksydacyjnego w cukrzycy typu 2. *Pan African Medical Journal*; 19:140 doi: 10.11604/pamj.

123. **Karim R., Hodis HN., Detrano R., Liu C., Liu C. i Mack WJ.,** 2008. Powiązanie oceny ryzyka Framingham Risk Score z subkliniczną miażdżycą ocenianą w trzech miejscach tętniczych. *The American Journal of Cardiology* ; 102:825-30.

124. **Karsenty S.** , 2012. "Zakaz palenia tytoniu jest tabu", nadał La Tête au carré na France Inter, 29 maja.

125. **Kastorini CM. Milionis HJ. , Esposito K.** , 2011. Wpływ diety śródziemnomorskiej na Zespół Metaboliczny i jego składniki: A Meta-Analizy 50 badań i 534 906 osób, *J. Am. Coll. Cardiol.;* 57: 1299-1313.

126. **Katzmarzyk PT., Kościół TS. i Blair SN.,** 2004. Sprawność sercowo-naczyniowa łagodzi wpływ zespołu metabolicznego na śmiertelność z

przyczyn wszechogarniających i chorób układu krążenia u mężczyzn. *Arch. Stażysta. Med.;* 164:1092-1097.

127. **Keene D. , Price C. , Shun-Shin MJ. i Francis DP.** , 2014. Wpływ na ryzyko sercowo-naczyniowe terapii lipoproteinami o dużej gęstości niacyną, fibratami i inhibitorami CETP: metaanaliza randomizowanych badań kontrolowanych obejmujących 117 411 pacjentów, *BMJ*; 349: g4379.

128. **Kenfack A., Tchoumboué J., Teguia A., Ngoula F., Defang HF, Wadawa S. i Dongmo A.,** 2007. Wpływ wczesnego odsadzania i rodzaju paszy na wydajność wzrostu aulakodu (*Thryonomys swinderianus*) w wydajności. *Badania nad zwierzętami gospodarskimi na rzecz rozwoju obszarów wiejskich.* 19(3).

129. **Kengne AP., Echouffo-Tcheugui JB., Sobngwi E. et Mbanya JC.,** 2013. Nowe spojrzenie na cukrzycę i otyłość w Afryce - część 1: częstość występowania, patogeneza i współistnienie chorób. *Serce.*

130. **Kent SB.** , 2009. " Total chemical synthesis of protein ", *Chemical Society Reviews;* 38(2), s. 338-351 (PMID 19169452, DOI 10.1039/B700141J.

131. **Kingston ME. Ashraf Ali M. , Donnelly RJ.** , 1984. Diabetes mellitus w przewlekłym aktywnym zapaleniu wątroby i marskości wątroby. *Gastroenterologia*; 87:688-94.

132. **Kirigia JM. , Sambo HB. , Sambo LG. i Barry SP.** , 2009. Obciążenia ekonomiczne związane z cukrzycą w afrykańskim regionie WHO. BMC *Int Health Hum Rights*; 9:6. DOI: 10.1186/1472-698X-9-6.

133. **Kuaté D., Kengne NAP., Biapa NCP., Azantsa KBG. i Muda WAM.** , 2015. Tetrapleura tetraptera przyprawa tłumi wysokowęglowodanową, wysokotłuszczową otyłość indukowaną dietą oraz szczury cukrzycowe typu 2 z cechami zespołu metabolicznego. *Lipidy w zdrowiu i chorobie*; BioMed Central. DOI 10.1186/s12944-015-0051-0.

134. **Langlois MR. , Descamps OS., van der Laarse A.** , 2014. Wpływ kliniczny bezpośredniego odchylenia metody HDL-c i LDL-c w hipertrójglicerydemii. A symulation study of the EAS-EFLM Collaborative Project Group, *Atherosclerosis*; 233:83-90.

135. **Langsted A. , Freiberg JJ., Nordestgaard BG.** , 2008. Post i non-fasting lipid levels: influence of normal food intake on lipids, lipoproteins, apolipoproteins, and cardiovascular risk prediction, *Circulation*; 118:2047-2056.

136. **Larsson SC. Männistö S. , Virtanen MJ. , Kontto J. , Albanes D. i Virtamo J.** , 2008. Żywność mleczna i ryzyko udaru. *Epidemiologia.* 20(3):355-360.

137. **Lavoie ME.**, 2012. Zapalenie, stres oksydacyjny, profil metaboliczny: wpływ spożycia żywności i wydatku energetycznego. Praca doktorska, 326p.
138. **Lemaici N.**, 2001. Zaburzenia metabolizmu białek. http://univ.ency-education.com/uploads/1/3/1/0/13102001/anapath3an_troubles_metabolisme-proteines.pdf.
139. **Lemieux I., Lamarche B., Couillard C., Pascot A., Cantin B., Bergeron J., Dagenais GR. i Després JP.** , 2001. Współczynnik całkowitego cholesterolu/HDL Cholesterol vs. współczynnik LDL Cholesterol/HDL Cholesterol jako wskaźnik ryzyka choroby niedokrwiennej serca u mężczyzn. *Arch Internat Med/vol* 161:2685-2692.
140. **Lemogoum D. i Bortel VL.** , 2006. Różnice etniczne w sztywności tętniczej i odbiciach fal po paleniu papierosów. *Journal of Hypertension.* 24(4):683-9. DOI: 10.1097/01.hjh.0000217850.87960.16.
141. **Lemogoum D., Bortel VL. Najem B., Dzudie A., Teutcha C., Madu E., Leeman M., Degaute JP. I Borne PV.**, 2004. Sztywność tętnicza i refleksy falowe u pacjentów z chorobą sierpowatokrwinkową. *Hypertension ;* DOI : 10.1161/01.HYP. 0000148506.73622.ba.
142. **Lemogoum D.**, 2013 Opublikowano dnia : 17/06/2013, oglądane w : **Afryka**. Kamerunska Fundacja Serca (Camhef) we współpracy z firmą AES-SONEL i przy wsparciu Ministerstwa Sportu i Zdrowia Publicznego, 6. obchody tego tygodnia serca pod hasłem "Chrońmy serce kobiet i dzieci". ", Afryka. Aurore Plus, nr 1353, P.9, w: Społeczeństwo: Zdrowie. Wrzesień 2013. [Dostęp do Jun. 02, 2015]
143. **Li W. Ma D., Liu M., Liu H., Feng S., Hao Z., Wu B. i Zhang S.**, 2008. Związek między zespołem metabolicznym a ryzykiem udaru mózgu: meta-analiza badań kohortowych. 13 études prospectives, 92 732 sujets, association entre présence du Smet et risque d'AVC. *Cerebrovasc Dis.*
144. **Li MF., Cheung BM.**, 2011. "Wzrost i spadek leków przeciw otyłości". *World J Diabetes;* 2(2):19-23, PMID 21537456, PMCID PMC3083904, DOI 10.4239/wjd.v2.i2.19.
145. **Liu J., Hong Y., Agostino RB., Wu Z., Wang W., Sun J., Wilson PW., Kanał WB. i Zhao D.** , 2004. "Wartość predykcyjna dla populacji chińskiej narzędzia do oceny ryzyka związanego z CHD w Framingham w porównaniu z chińskim wielo-prowincjalnym badaniem kohortowym". *JAMA* ; 291 (21):2591-2599. doi:10.1001/jama.291.21.2591.
146. **Lodish H., Berk A., Matsudaira P., Kaiser CA., Krieger M., Scott MP., Zipursky SL. i Darnell J.**, 2005. Biologie moléculaire de la cellule ["Biologia komórek molekularnych"], Bruksela, Uniwersytet De Boeck, 3rd ed. 1096 str. (ISBN 2-8041-4802-5).

147. **Lorenz MW., Polak JF. i Kavousi M.** , 2012. Carotid intima-media progresja grubości błony śluzowej szyi do przewidywania zdarzeń sercowo-naczyniowych w populacji ogólnej (projekt współpracy PROG-IMT): meta-analiza danych indywidualnych uczestników, *Lancet*; 379:2053-2062.

148. **Lorgeril M. i Salen P.**, 2006. "Obniżanie się poziomu cholesterolu i śmiertelność": Czas na nowy Paradygmat? "*Żywienie, metabolizm i choroby sercowo-naczyniowe*. 16:387-390.

149. **Loury R.** , 2012. Cholesterol : les régimes " low-carb " démasqués [archiwum], Journal de l'environnement, 20 czerwca 2012 r., artykuł studyjny: Associations among 25-year trends in diet, cholesterol and BMI from 140.000 observations in men and women in Northern Sweden [archiwum] ; opublikowany w *Nutrition Journal* ; 27 s. Doi:10.1186/1475-2891-11-40.

150. **Lozano RJ. , Porcel R., Azcón C. i Aroca R.**, 2012. Regulacja przez mikoryzę mięśniową zintegrowanej odpowiedzi fizjologicznej na zasolenie roślin: nowe wyzwania w badaniach fizjologicznych i molekularnych. *Journal of Experimental Botany; 63*(11), 4033-4044.

151. **Mabchour AE., Delisle H., Vilgrain C., Larco P. i Sodjinou R.** , 2016. Otyłość brzuszna i inne biomarkery ryzyka kardiometabolicznego: wpływ poziomu społeczno-ekonomicznego i stylu życia w dwóch powiązanych ze sobą populacjach czarnych, Kotonu (Benin) i Port-au-Prince (Haiti). *Bang. Afryka. Med. J. French. 2016; 24:306.* Doi:10.11604/pamj.2016.24.306.8530.

152. **Madamanchi NR., Vendrov A. i Runge MS.** , 2005. Stres oksydacyjny i choroby naczyniowe. *Tętnica zakrzepowa Vasc Biol;* Doi: 10.1161/01.ATV.0000150649.39934.13.

153. **Maffeis C., Zaffanello M. i Schutz Y.**, 1997. Związek między brakiem aktywności fizycznej a przytomnością u chłopców w okresie przedpokwitaniowym. *J. Pediatr;* 131:288-292.

154. **Magon AV., Brack M., Dreyfus G., Oussar Y., Bonnefont-Rousselot D., Kontush A. i Chapman MJ.** , 2009. Podejście maszynowe do prognozowania stresu oksydacyjnego w przewlekłej chorobie zapalnej. *DSc Redox Report* - Fev. vol.14.

155. **Malkova D. i Gill JM.** , 2006. Wpływ ćwiczeń na postprandialny metabolizm lipoprotein.

156. **Mamhi S.**, 2008. Badanie 185 północnoamerykańskich nastolatek (średni wiek: 14 lat), z których 18% miało Smet (identyfikacja młodzieńczego zespołu metabolicznego przy użyciu wskaźnika masy ciała i obwodu talii), *Prev. Chroniczne. Powiedz;* 5(4): A115.

157. **Mandengue SH, Bita AA, Epacka EM, Moumbe TS, Kollo B.** , 2015. Epidemiologia otyłości studenckiej w Douala, w Kamerunie. *Med. Zdrowie. Too much*; 25: 386-391. doi: 10.1684/mst.2015.0523.
158. **Mandob DE., Samuel M., Viviane ON.** , 2015. Częstość występowania zespołu metabolicznego wśród kobiet Mbo Yaounde-Kamerun. *J. Metabolic. Syndrom.* 4:186. doi:10.4172/2167-0943.1000186.
159. **Mandob DE., Fomekong GID., Ngondi JL.** , 2013. Częstość występowania zespołu metabolicznego wśród Bamileke Ethnic Women Yaounde, Kamerun. *Int J Pharm Bio Sci*; 4: 255-262.
160. **Mandob DE. i Ombolo AA.** , 2017. Częstość występowania zespołu metabolicznego wśród kobiet służby cywilnej yaounde - Kamerun. *World Journal of Pharmacy and Pharmaceutical Sciences*; DOI: 10.20959/wjpps20174-8802.
161. **Martin SS. , Khokhar AA. , May HT.** , 2015. Podklasy cholesterolu HDL, zawał serca i śmiertelność w profilaktyce wtórnej: badacze lipoprotein współpracujący, *Eur Heart J;* 36:22-30.
162. **Mathers CD. i Loncar D.** , 2006. Prognozy dotyczące globalnej śmiertelności i obciążenia chorobami w latach 2002-2030. *PLoS Med*; 3(11): e442.
163. **Mattar M. i Obeid O.** , 2009. Olej rybny i leczenie hipertrójglicerydemii, *Nutr Health;* 20:41-49.
164. **Mbenza LB., Mambune HF, Kasiam JB., Vita EK., Fuele SM., Nsenga JN., Mabwa L. i Nzuzi V.** , 2007. Związek pomiędzy obwodem talii a cholesterolem u środkowoafrykańczyków z zastoinową niewydolnością serca. *WAJM*; 26(3): 183-190. Uniwersytet w Kinszasie.
165. **Minichino A., Bersani FS., Wanda KC., Spagnoli F., Francescono M., Vicinanza R., Chiaie RD. i Biondi M.**, 2013. Zachowania związane z paleniem tytoniu i zaburzeniami zdrowia psychicznego. Wzajemne wpływy i implikacje dla terapii. *Int. J. Environ. Res. and Public Health;* 10, 4790-4811.
166. **Minto RE. i Blacklock BJ.** , 2008. " Biosynteza i funkcje poliacetylenów i pokrewnych produktów naturalnych ", *Progress in Lipid Research;* 47(4)233-306 (PMID 18387369, Doi 10.1016/j.plipres.02.002.
167. **MR Montgomery'ego.** , 2008. Transformacja urbanistyczna świata rozwijającego się. *Nauka*. Nauka. 2008; 319 (5864):761-764. DOI:10.1126/science.1153012.
168. **Moskalewicz J. i Sierosławski J.**, 2010. Badania populacji pijącej - dokument zawierający wytyczne dotyczące standardowego podejścia. Raport końcowy przygotowany na potrzeby projektu standaryzującego pomiar

problemów alkoholowych-SMART. Instytut Psychiatrii i Neurologii, Warszawa. 71p.

169. **Moss DW. i Henderson AR.**, 1999. Enzymologia kliniczna. W: Burtis CA, Ashwood ER, redaktorzy. Tietz podręcznik chemii klinicznej. 3dr ed. Philadelphia: W.B. Saunders Compagny; s. 617-721.

170. **Moussard C.** , 2006. Biochemia strukturalna i metaboliczna, De Boeck, s. 187.

171. **NCEP**, 2002. Trzeci raport Krajowego Programu Edukacji o Cholesterolu (National Cholesterol Education Program Expert Panel on Detection, Evaluation, and Treatment of High Blood Cholesterol in Adults) (Adult Treatment Panel III) raport końcowy, *Circulation;* 106:3143-3421.

172. **Nicholls ES., Peruga A. et Restrepo HE.**, 2010. Les maladies cardio-vasculaires en Afrique. Pan American Health Organization (PAHO/WHO), Washington, DC (E.U.) *Cardiovascular Diseases in Africa;* 125-132.

173. **Nichols M., Townsend N., Luengo-Fernandez R., Leal J., Gray A., Scarborough P. i Rayner M.**, 2012. Europejskie statystyki chorób sercowo-naczyniowych. European Heart Network, Bruksela, *European Society of Cardiology*, Sophia Antipolis.

174. **Ntentie FR., Ngondi JL., Azantsa KBG., Santy EV., Dimodi HT.** , (2014). Urbanizacja i syndrom metaboliczny w Kamerunie: Czujność na obszarach mniej zurbanizowanych. *Endokrynol Metab Syndr*; 3:137. doi:10.4172/2161-1017.1000137.

175. **OMS**, 2006. (Organisation Mondiale de la Santé), Definition and diagnosis of diabetes mellitus and intermediate hyperglycemia: report of a WHO/IDF consultation. Genewa, 2006.

176. **WHO**, 2011. (Światowa Organizacja Zdrowia), Wiodące przyczyny zgonów na świecie. Aide-mémoire nr 310 - czerwiec 2011 r. http://www.who.int/causesdedeces/fr/index.html, z którym skonsultowano się dnia 8 lipca 2011 r.

177. **OMS**, 2014. (Organisation Mondiale de la Santé) *Global status report on alcohol and health*, Genève, 392 s., s. 289-296.

178. **WHO,** 2006. (Światowa Organizacja Zdrowia), Otyłość: Zapobieganie globalnej epidemii i zarządzanie nią, Genewa.

179. **WHO,** 2011. (Światowa Organizacja Zdrowia), Choroba sercowo-naczyniowa. Aide-mémoire, Media Centre, wrzesień. http://www.who.int/mediacentre/factsheets/fs317/fr/index.html dostęp: 19/09/2011.

180. **WHO**, 1993. (Światowa Organizacja Zdrowia), dokument dostępny w dniu 23.9.2016 r. o godz. 13.00 who+and+classification+of+hypertension.
181. **WHO**, 2007. (Światowa Organizacja Zdrowia), Otyłość i nadwaga. Strona internetowa WHO. http://sante.lefigaro.fr/sante/maladie/hypertension-arterielle/quelles-valeurs dostępna pod adresem http://www.who.int/mediacentre/factsheets/fs311/en/ dostępna 23/09/2016 o 12:30.
182. **WHO,** 2003. (Światowa Organizacja Zdrowia), Dieta, Żywienie i Zapobieganie Chorobom Przewlekłym. Globalna strategia dotycząca żywienia, aktywności fizycznej i materiałów źródłowych dla zdrowia. Report of a WHO/FAO Expert Consultation Technical Report Series.
183. **WHO,** 2009. (Światowa Organizacja Zdrowia), World Health Statistics 2009. Statystyki demograficzne i społeczno-gospodarcze.
184. **WHO,** 2011. (Światowa Organizacja Zdrowia), Biuro Regionalne na Europę. Odżywianie. Zmniejszenie zużycia soli. 21.10.2011. Dostępne pod adresem: http://www.euro.who.int/fr/what-we-do/health-topics/disease-prevention/nutrition/news/news/2011/10/reducing-salt-intake.
185. **WHO**, 2012. (Światowa Organizacja Zdrowia), Nadciśnienie i cukrzyca rosną zgodnie z najnowszymi statystykami WHO. Komunikat prasowy. Genewa - The World Health Statistics 2012 report on non-communicable diseases.
186. **OMS**, 2013. (Organisation Mondiale de la Santé), Diagnostic criteria and classification of hyperglycaemia first detected in pregnancy, Genève. Numer raportu: KTO/NMH/MND/13.2.
187. **WHO**, 2013. (Światowa Organizacja Zdrowia), Nowe wytyczne Światowej Organizacji Zdrowia w sprawie soli i potasu w diecie.
188. **WHO**, 2013. (Światowa Organizacja Zdrowia), Plan działania na lata 2008-2013 na rzecz globalnej strategii zwalczania chorób niezakaźnych, Genewa.
189. **WHO,** 2016. (Światowa Organizacja Zdrowia), World Diabetes Report. Światowa Organizacja Zdrowia, Genewa.
190. **OMS,** 2017.http://www.who.int/gho/ncd/en/#17/03/2017 (dane Global Health Observatory (GHO).
191. **WHO** (Światowa Organizacja Zdrowia), 2006. Otyłość: Zapobieganie globalnej epidemii i zarządzanie nią, Genewa.
192. **Paillard S., Dorin B., i Treyer S.,** 2010. Agrimonde: Scenariusze i wyzwania związane z wyżywieniem świata w 2050 r. Quae Publishing.
193. **Parker AJ. Marshall EJ. i Ball DM.** , 2008. Diagnostyka i leczenie zaburzeń związanych z używaniem alkoholu, *BMJ*; 336:496-501.

194. **Perriot J., i Llorca PM.** , 2003. Palenie i zaprzestanie palenia. John Libbey Eurotext.
195. **Pillai A., Nayak MB., Greenfield TK., Bond JC., Nadkarni A. i Patel V.** , 2012. Wzorce spożywania alkoholu, ich korelacje i wpływ na mężczyzn pijących: badanie ankietowe przeprowadzone w Goa w Indiach. *Soc Psychiatry Psychiatr Epidemiol;* doi10.1007/s00127-012-0538-1.
196. **Pinch J. Haleng J. LeGoff C. Charlier C. JP. Chapel and defraigne JO,** 2007. Klinika Chirurgii Sercowo-Naczyniowej, Chemii Medycznej i Toksykologii Klinicznej. Uniwersytet w Liège, Belgia; *Nutrition infos.*
197. **PNNS,** 2002. Zdrowie pochodzi z jedzenia. Dokument towarzyszący przewodnikowi żywności dla wszystkich, przeznaczony dla pracowników służby zdrowia. Dostępny pod adresem: http://mangerbouger.fr/bien-manger/que-veut-dire-bien-manger-127/les-9-reperes/fruits-et-legumes-au-moins-5-par-jour.html.
198. **Załóż C.** , 2011. ONZ przygotowuje się do rozpoczęcia wojny przeciwko szczególnie śmiertelnym chorobom. WHO Media Centre, przez Departament Stanu USA.
199. **PNUD,** 2015. Raporty o rozwoju społecznym: Przegląd. Praca na rzecz rozwoju społecznego. Wzmocnione życie. Wytrzymałe narody. Opublikowane dla Organizacji Narodów Zjednoczonych. 2015. Dostępne: hdr.undp.org/sites/default/files/2015_human_development_report_overviewfr .pd. (Dostęp uzyskano 21 sierpnia 2016 r.).
200. **Reiner Z., Catapano AL. i De Backer G.,** 2011. Wytyczne ESC/EAS dotyczące postępowania w przypadku dyslipidemii: Grupa zadaniowa ds. leczenia dyslipidemii Europejskiego Towarzystwa Kardiologicznego i Europejskiego Towarzystwa Miażdżycy. *Eur Heart J*; 32:1769-818.
201. **Rosenberg H. i Allard D.** , 2007. Wymagana jest ostrożność: stosowanie statyn u kobiet. Action to Protect Women's Health (apsf.ca) June.
202. **Sacco RL., Khatri M., Rundek T., Xu Q., Gardener H., Boden-Albala B., Di Tullio MR., Homma S., Elkind MS. i Paik MC.** , 2009. "Poprawa globalnego przewidywania ryzyka naczyniowego za pomocą czynników behawioralnych i antropometrycznych. The multiethnic NOMAS (Northern Manhattan Cohort Study)". *J Am Coll Cardiol;* 54(24):2303-11. Doi:10.1016/j.jacc.2009.07.047.
203. **Salaroli LB., Saliba RA., Zandonade E., Molina MC. i Bissoli NS.,** 2013. Częstość występowania zespołu metabolicznego i związanych z nim czynników u pracowników banku według różnych kryteriów definiujących, Vitoria/ES, Brazylia. *Clinical science*; Doi: 10.6061/clinics/ (01)OA11.

204. **Samira A. i Douglas B.**, 2011. Globalna grupa robocza ds. badania palenia tytoniu wśród dorosłych. Pytania dotyczące tytoniu do badań ankietowych: A Subset of Key Questions from the Global adult Tobacco Survey (GATS), 2nd Edition. Atlanta, GA: Centra Kontroli i Zapobiegania Chorobom.

205. **Sarwar N. , Danesh J. i Eiriksdottir G.** , 2007. Triglicerydy i ryzyko choroby wieńcowej serca: 10 158 przypadków incydentów wśród 262 525 uczestników 29 Western prospective studies, *Circulation*; 115:450-508.

206. **Schlienger JL.**, 2016. Przewlekła hiperurykemia: Czynnik/oznaczenie ryzyka kardiometabolicznego? Doi: 10.1016/S1957-2557(16)30070-0 Faculté de médecine de Strasbourg.

207. **Shaw K. , Gennat H. , O'Rourke P. i Del Mar C.** , 2006. Ćwiczenie na nadwagę lub otyłość, *Cochrane Database of Systematic Reviews*; (4), Art No. CD003817.

208. **Sidhu D. i Naugler C.**, 2012. Czas postu i poziom lipidów w społeczności lokalnej, *Arch. Stażysta. Med.*

209. **Sleator RD.** , 2012. " Prediction of Protein Functions ", Methods in Molecular Biology, 815:15-24 (PMID 22130980, Doi 10.1007/978-1-61779-424-7_2.

210. **Sobngwi E. , Mbanya JC. , Unwin NC. , Aspray TJ. i Alberti KG**, 2001. Opracowanie i zatwierdzenie kwestionariusza do oceny aktywności fizycznej w badaniach epidemiologicznych w Afryce Subsaharyjskiej. *Int J Epidemiol;* 30:1361-68.

211. **Sobngwi E., Mbanya JC., Unwin CN., Porcher R., Kengne AP., Fezeu L., Minkoulou EM., Tournoux C., Gautier JF., Aspray TJ. i Alberti K.** , 2004. Narażenie w ciągu całego życia na środowisko miejskie i jego związek z otyłością, cukrzycą i nadciśnieniem w wiejskim i miejskim Kamerunie. *International Journal of Epidemiology;* 33:769-776. Doi:10.1093/ije/dyh044.

212. **Sobngwi E., Boudou P., Mauvais-Jarvis F., Leblanc H., Velho G., Vexiau P. i Calvo F.**, 2003. Wpływ środowiska cukrzycowego w macicy na predyspozycje do cukrzycy typu 2. *The Lancet ; 361*(9372) :1861-1865.

213. **Sodjinou R., Agueh V., Fayomi B. i Delisle H.** , 2009. Wzorce żywieniowe dorosłych mieszkańców miast Beninu: związek z ogólną jakością diety i cechami społeczno-demograficznymi. *Europ. J. Clin. Nutr.*; 63 (2):222-8.

214. **Sodjinou R., Agueh V., Fayomi B. i Delisle H.** , 2008. Otyłość i czynniki ryzyka kardiometabolicznego u dorosłych mieszkańców Beninu w miastach: Związek ze statusem społeczno-ekonomicznym, urbanizacją i wzorcami życia. *BMC Public Health*; 8:84.

215. **Sossa C., Delisle H., Agueh A., Makoutodé M. i Fayomi B.**, 2012. Czteroletnie trendy w zakresie czynników ryzyka kardiometabolicznego według wyjściowego stanu otyłości brzusznej u osób dorosłych z Afryki Zachodniej: The Benin Studium *J Obes;* Doi 10.1155//740854.
216. **Sossa C., Agueh A., Saizonou J. Moussiliou PN, Kpozehouen A., Makoutodé M. i Delisle H.**, 2015. Przewidywanie oporności na insulinę na podstawie wskaźników lipoprotein u dorosłych Benijczyków. *Int. J. Biol Chem. Sci;* 9(3):1319-1329.
217. **Sossa Charles**, 2012. Ewolucja ryzyka kardiometabolicznego w okresie czterech lat: Badanie w krajach Beninu (Afryka Zachodnia). Praca doktorska, Uniwersytet w Montrealu, Wydział Medyczny, Wydział Odżywiania.
218. **Standley DM., Kinjo AR., Kinoshita K. i Nakamura H.** , 2008. "Bazy danych o strukturze białek z nowymi usługami internetowymi w zakresie biologii strukturalnej i badań biomedycznych", *Briefings in Bioinformatics*; 9(4):276-285, PMID 18430752.
219. **Stefanadis CI.**, 2009. Ocena ryzyka sercowo-naczyniowego u pacjenta bezobjawowego: poza klasycznymi czynnikami ryzyka i w kierunku wieku naczyniowego. *Hellenic J Cardiol*; 50:87-8.
220. **Stein JH.**, 2004. Grubość tętnic szyjnych i wiek naczyniowy: jesteś tylko tak stary, jak wyglądają twoje tętnice. *J Am Soc Echocardiogr*; 17:686-9.
221. **Steyn NP. i Labadarios D.** , 2011. Jedzenie na ulicy i fast foody: ile konsumują mieszkańcy RPA z różnych grup etnicznych? *Ethn Dis*; 21:462-6. DOI: 10.1186/1475-2891-10-104.
222. **Strazzullo P. , D'Elia L. , Kandala NB. i Cappuccio FP.** , 2009. Pobór soli, udar mózgu i choroby sercowo-naczyniowe: metaanaliza badań prospektywnych. *BMJ*; 339:b4567. DOI: 10.1136/bmj.b4567.
223. **Uderzenia GS.** , 2009. Leczenie nadciśnienia u starszego pacjenta. Interwencja kliniczna w zakresie starzenia się; 4: 379-389.
224. **Sun Y., Neelakantan N. i Lote-Oké R.**, 2015. Spożywanie oleju palmowego zwiększa poziom cholesterolu LDL w porównaniu z olejami roślinnymi o niskiej zawartości tłuszczów nasyconych w metaanalizie badań klinicznych. *Journal of Nutrition;* Jn210575. PMID 25995283 DOI: 10.3945/jn.115.2.
225. **Taylor M., Mackay K., McIntosh J., McIntosh C., Anderson S. i Welch K.**, 2012. "Quantifying the RR of harm to self and others from substance misuse: results from a survey of clinical experts across Scotland ", *BMJ Open*; vol. 2, no 4. DOI 10.1136/bmjopen-2011-000774.

226. **Teles SA. et Fornes NS.**, 2011. Konsumpcja żywności i kontrola metaboliczna u dzieci i młodzieży z cukrzycą typu 1. Ks. *Paweł Pediatr;* 29(3): 378 - 84.

227. **Thompson A., Di Angelantonio E., Sarwar N., Erqou S. et Saleheen D.** , 2008. Związek genotypów białek przenoszących ester cholesterolu z masą i aktywnością CETP, poziomem lipidów i ryzykiem wieńcowym. *Journal of American Medical Association*; 299 (23):2777-2788. Doi:10.1001/jama.299.23.277729.

228. **Unwin N., McLarty D., Machibya H., Aspray T. i Tamin B.**, 2006. Zmiany ciśnienia krwi i lipidów związane z migracją z obszarów wiejskich do miast w Tanzanii. *Journal of Human Hypertension*; 20(9):704-706. Doi:10.1038/sj.jhh.1002056.

229. **Vallin L., i Nissling A.**, 2000. Wpływ matek na wielkość i pływalność jaj dorsza bałtyckiego, Gadusmorhua: wpływ na strukturę stada w odniesieniu do rekrutacji. *Badania w dziedzinie rybołówstwa*; *49*(1), 21-37. DOI:10.1016/S0165-7836(00)00194-6.

230. **Vega-López S., Ausman LM., GriffithJL. i Lichtenstein AH.**, 2007. Indywidualna zmienność i wewnątrzindywidualna odtwarzalność wartości indeksów glikemicznych dla białego chleba komercyjnego. *Diabetes Care*; 30(6):1412-1417. DOI: 10.2337/dc06-1598.

231. **Vergeer M. , Holleboom AG. , Kastelein JJ. i Kuivenhoven JA**, 2010. Hipoteza HDL: czy lipoproteina o wysokiej gęstości chroni przed miażdżycą? *J Lipid Res*; 51:2058-2073.

232. **Voight BF. , Peloso GM. i Orho-Melander M**., 2012. Plasma HDL cholesterol i ryzyko zawału serca: badanie mendelian randomizacji, *Lancet*; Doi: 10.1016/S0140-6736(12)60312-2.

233. **Werner R.** , 2005. Prologue du livre *Cuisine and Confectionery to regulate cholesterol*, 240 stron, Everest Editora, Rio de Mouro au Portugal, (ISBN 989-50-0303-X).

234. **WHO,** 2016. (Światowa Organizacja Zdrowia), http://www.sante.public.lu/fr/publications/s/statistiques-sanitaires-mondiales-2016-en/index.html

235. **WHO,** 2017. (Światowa Organizacja Zdrowia), Leading cause of death, illness and impoverishment Retrieved 28 March 2017, zhttp://www.who.int/mediacentre/factsheets/fs339/en/ .

236. **WHO,** 2015. (Światowa Organizacja Zdrowia), Report on the Global Tobacco Epidemic, 2015. http://www.who.int/tobacco/surveillance/policy/country_profile/cmr.pdf?ua=1 consulté le 28/03/2017.

237. **WHO,** 1999. (Światowa Organizacja Zdrowia),Definicja, diagnoza i klasyfikacja cukrzycy i jej powikłań. Część 1: Diagnosis and classification of diabetes mellitus, Organisation Mondiale de la Sante, Genève. Numer raportu: WHO/NCD/NCS/99.2.

238. **WHO,** 2013. (Światowa Organizacja Zdrowia),Kryteria diagnostyczne i klasyfikacja hiperglikemii wykrytej po raz pierwszy w czasie ciąży. Organisation mondiale de la Santé, Genève. Numer sprawozdania: WHO/NMH/MND/13.2.

239. **WHO,** 2000. (Światowa Organizacja Zdrowia), Choroby niezakaźne: Strategia dla regionu Afryki. Biuro regionalne dla Afryki, Harare.

240. **WHO,** 2011 Światowa Organizacja Zdrowia - Wiodące przyczyny zgonów na świecie. Dostępne pod adresem: http://www.who.int/causesdedeces/fr/index.html. [Dostęp do 08 lipca 2011 r.]

241. **WHO,** 2014. (Światowa Organizacja Zdrowia), www.who.int/cardiovascular_diseases/priorities/fr/octobre 2014 et www.who.int/nutrition/publications/guidelines/sodium_intake/fr/ consultation 21 august 2016.

242. **WHO,** 2015. (Światowa Organizacja Zdrowia), http://www.who.int/features/qa/82/fr/ 2015, dostęp: 05/04/2017. Pytania i odpowiedzi: Wysokie ciśnienie krwi.

243. **WHO**, 2000. (Światowa Organizacja Zdrowia), Choroby niezakaźne: Strategia dla regionu Afryki. Biuro Regionalne WHO ds. Afryki, Harare.

244. **WHO**, 2008. (Światowa Organizacja Zdrowia), Plan działania na rzecz globalnej strategii zapobiegania chorobom niezakaźnym i ich kontroli.

245. **WHO**, 2003. (Światowa Organizacja Zdrowia), Otyłość: zapobieganie globalnej epidemii i zarządzanie nią. Genewa.

246. **Wilson PW., Agostino RB., Levy D., Belanger AM., Silbershatz H. i Kannel WB.** , 1998. "Przewidywanie choroby wieńcowej przy użyciu kategorii czynników ryzyka". *Obieg;* **97** (18): 1837-47. Doi:10.1161/01.cir.97.18.1837. PMID 9603539.

247. **Wilson PW., D'Agostino RB., Parise H., Sullivan L. Meigs JB.** , 2005. Zespół metaboliczny jako prekursor chorób układu krążenia i cukrzycy typu 2. *Circulation ;* Nov 15 ; 112(20):3066-3072.

248. **Youmbissi TJ., Djoumessi S., Nouedoui C., Ndobo P. i Meli J.** , 2001. Profil lipidowy grupy czarnych afrykańskich hipertensiów kameruńskich. *Medycyna Czarnej Afryki*; 48(7).

249. **Yunqin C., Xiaojin Z., Baishen P., Xuejuan J., Haili Y., Bin C., Yunzeng Z., Junbo G. i Haozhu C**, 2010. *Lipids Health Dis;* Vol 9: 52.

Opublikowano w Internecie w dniu 21 maja 2010 r. Doi: 10.1186/1476-511X-9-52 PMCID: PMC2890624.

250. **Zakhari S.**, 2006. Przegląd: Jak alkohol jest metabolizowany przez organizm? *Alkohol Res Health ;* 29:245-54.

251. **Zeba A.**, 2012. Badanie nad podwójnym obciążeniem niedożywienia i jego determinantami wśród dorosłych w Wagadugu, Burkina Faso, praca doktorska.

252. **Zeevi D., Korem T., Zmora N. i izraelski D.** , 2015. Żywienie spersonalizowane poprzez przewidywanie reakcji glikemicznych. *Komórka*; 163:1079-1094 ISSN 0092-8674 i 1097-4172, PMID 26590418.

253. **Zhu L., Lu Z., Zhu L., Ouyang X., Yang Y., Wenfeng H., Feng Y., Yi F. i Song Y.**, 2015. Współczynniki lipoprotein są lepsze od konwencjonalnych parametrów lipidowych w przewidywaniu choroby wieńcowej serca u Chińczyków Han. *Kardiologia polska*; 73, 10:931-938.

DODATKI

DODATEK 1: ROZLICZENIE ETYCZNE

Cameroon Bioethics Initiative

Secretariat of the CAMBIN Ethics Review and Consultancy Committee
The ARK/L'ARCHE, Montée Jouvence, B.P. 31489, Biyem-Assi, Yaoundé, Cameroon.
OHRP IORG/IRB Registration IRB00008269; FWA N° 17337 (valid till 25/05/2014)
Tel +237-22 31 03 28; www.cambin.org Email: ercc@cambin.org cambin.ercc@gmail.com
Banker: Union Bank of Cameroon PLC; Yaoundé Branch; Acc. No: 10023 00040 004130000 35; Swift: UCMACMCX

Our Ref CBI/ 335/ ERCC/CAMBIN
The Ethics Review and Consultancy Committee (ERCC),
Cameroon Bioethics Initiative (CAMBIN),
P. O. Box 31489, Biyem-Assi,
Montée Jouvence, Yaounde, Cameroon.
16th February 2015

DANDJI SAAH Marc Bertrand
Department of Biochemistry , Faculty of Sciences,
University of Dschang, Cameroon

Dear DANDJI Bertrand,

ETHICS CLEARANCE

Re: « **L'Impact des Profils d'Alimentation et d'Activité Physique sur les Paramètres Cardiométaboliques des Camerounais du District de Santé de Dschang** »
Reference number: CBI/335/ERCC/CAMBIN **Protocol number:** 1061

The CAMBIN Ethics Review and Consultancy Committee (ERCC) gave a favourable ethical opinion to this study on 16th February 2015. You may now proceed with your research.

Please note the following standard requirements of approval:

1. This approval is valid for a period of twelve months. At the end of this period, if the project has been completed, abandoned, discontinued or not commenced for any reason, you are required to submit a full report on the project. If you complete the work earlier, you must submit a final report as soon as the work is completed. At the end of the 12 months period, if the project is still ongoing, you should submit an application for renewal of the approval.
2. Please note that after this approval, the ERCC must be notified of any alteration to the project.
3. You must notify the ERCC immediately, in the event of any adverse effects on participants or of any unforeseen events that might affect continued ethical acceptability of the project.
4. Kindly note that, as the Principal Investigator (P.I) of this research protocol, you remain the person in charge of ensuring that it is carried out in an ethical manner and that this ethics clearance in no way dispenses you nor takes over any of your duties as principal investigator of this research.
5. As P.I, it is your responsibility to facilitate follow-up review or monitoring of this study by the ERCC
6. At all times, you are responsible for the ethical conduct of this study in accordance with national and international guidelines. Please note that this is a research ethics clearance and not an administrative authorization.

Yours Sincerely,

16/02/2016

Dr. Armand S. Nkwescheu (MD, MPH)
Chair of the CAMBIN ERCC

cc: CAMBIN Secretariat

DODATEK 2: REFERENCJE Z BADAŃ PRZEPROWADZONYCH PRZEZ KATEDRĘ BIOCHEMII

UNIVERSITÉ DE DSCHANG
UNIVERSITY OF DSCHANG

FACULTÉ DES SCIENCES
FACULTY OF SCIENCE

DEPARTEMENT DE BIOCHIMIE
DEPATMENT OF BIOCHEMISTRY

B.P. 67 Tél. : 33-45-17-35
DSCHANG - CAMEROUN

REPUBLIQUE DU CAMEROUN
Paix - Travail - Patrie

REPUBLIC OF CAMEROON
Peace-Work-Fatherland

Dschang, le 09 SEP 2014
On the

N° 016 /14/UDS/FS/DCB

ATTESTATION DE RECHERCHE

Je soussigné Professeur KUIATE Jules-Roger, Chef de Département de Biochimie à la Faculté des Sciences de l'Université de Dschang, Cameroun, atteste que Monsieur **DANDJI SAAH Marc Bertrand** est inscrit en Doctorat/PhD de Biochimie – option Nutrition et Sécurité Alimentaire depuis l'année académique 2010-2011.

Ses travaux de recherche effectués sous l'encadrement des Professeurs TCHOUANGUEP MBIAPO Félicité, ZAMBOU NGOUFACK François et le Dr ATEDJEU Jérôme portent sur le thème : **« IMPACT DES PROFILS D'ALIMENTATION ET D'ACTIVITE PHYSIQUE SUR LE PROFIL BIOCHIMIQUE DES CAMEROUNAIS AGES DE 30 A 60 ANS »** et se déroulera dans le Département de la Menoua.

En foi de quoi la présente attestation lui est délivrée pour servir et valoir ce que de droit./-

Le Chef de Département

Kuiate Jules-Roger
DOCTEUR D'ETAT
PROFESSEUR

ZAŁĄCZNIK 3: ZEZWOLENIE NA BADANIA WYDANE PRZEZ OKRĘG DS. ZDROWIA DSCHANG

REPUBLIQUE DU CAMEROUN
Paix – Travail - Patrie

MINISTERE DE LA SANTE PUBLIQUE

SECRETARIAT GENERAL

DELEGATION REGIONALE DE L'OUEST

DISTRICT DE SANTE DE DSCHANG

B.P: 12 Tél: (00237) 33 45 12 56
E-mail: dsdschang@gmail.com

REPUBLIC OF CAMEROON
Peace – Work - Fatherland

MINISTRY OF PUBLIC HEALTH

SECRETARIAT GENERAL

WEST REGIONAL DELEGATION

DISTRICT DE SANTE DE DSCHANG

P.O. BOX 12 Tel: (00237) 33 45 12 56
E-mail: dsdschang@gmail.com

N° 178 /AR / MINSANTE / DRSPO / DSD

Dschang, le 29 SEPT 2014

AUTORISATION DE RECHERCHE

Je soussigné (e) Dr. SOBZE T. Edgard MEDECIN

Chef de District de Santé de Dschang, autorise Monsieur **DANDJI SAAH Marc Bertrand**, étudiant en Doctorat / PhD de Biochimie, option Nutrition et Sécurité Alimentaire à l'Université de Dschang, à mener dans les aires de santé de Dschang les travaux de recherche sur le thème : **« IMPACT DES PROFILS D'ALIMENTATION ET D'ACTIVITE PHYSIQUE SUR LE PROFIL BIOCHIMIQUE DES CAMEROUNAIS AGES DE 30 A 60 ANS ».**

Les responsables des Formations Sanitaires et des aires de Santé de Dschang sont invités à accompagner l'intéressé dans la sensibilisation des populations, sur l'intérêt de cette étude et dans le prélèvement des échantillons de sang.

En foi de quoi la présente autorisation de recherche est délivrée à l'intéressé pour servir et valoir ce que de droit./-

Le Chef de District de Santé

Ampliations :

- DSD
- Aires de Santé de Dschang (Toutes)
- Hôpital de District de Dschang
- Formations Sanitaires de Dschang (Tous)
- Arch/Chrono

Dr. SOBZE T. Edgard
MEDECIN

DODATEK 4: FORMULARZ ŚWIADOMEJ ZGODY

Cel

Zapraszamy Państwa do udziału w tym programie badawczym, który pozwoli nam na ustalenie Państwa diety i profili aktywności fizycznej, które chcielibyśmy skorelować z Państwa profilem biochemicznym, aby lepiej zrozumieć uwarunkowania chorób niezakaźnych związanych z przemianami żywieniowymi i siedzącym trybem życia Kameruńczyków. Celem tego badania jest pokazanie znaczenia uprawiania sportu i dobrych nawyków żywieniowych dla zdrowia człowieka. Problem ten dotyczy ciebie i twoich bliskich, a zatem twój wkład poprawi walkę z chorobami metabolicznymi, szczególnie w Kamerunie i ogólnie w Afryce.

Protokół i poufność

W celu przeprowadzenia tego badania prosimy o udzielenie odpowiedzi na kwestionariusz, a następnie pozwolenie członkowi zespołu medycznego na pobranie 5 ml krwi za łokieć. Co będzie analizowane w celu oceny Twojego profilu biochemicznego. Przewidywany czas trwania tych badań wynosi 6 miesięcy. Po tym, otrzymasz swoje wyniki w tajemnicy.

Korzyści i zalety

Uczestnictwo w tym badaniu dostarczy Ci dokładnych informacji na temat Twojego zdrowia sercowo-naczyniowego, wątrobowego i nerkowego do ewentualnego postępowania. Ponadto gwarantujemy poufność Państwa danych i zapewniamy, że wyniki tych badań biochemicznych zostaną Państwu zwrócone przez lekarza z Państwa działu zdrowia i zostaną Państwu udzielone porady.

Potencjalne ryzyko i odszkodowanie

Podczas pobierania krwi (odpowiednik dwóch łyżek do jedzenia), może się zdarzyć, że poczujesz lekki ból (ugryzienie komara) lub nawet niewielki obrzęk w miejscu przekłucia, nie bój się, ponieważ będzie to tymczasowe. Twoja zgoda, jako wolna i dobrowolna, wiedz, że nie otrzymasz pieniędzy na udział w tym badaniu.

Prawo do odmowy lub rezygnacji

Nic nie zobowiązuje cię do udziału w tych badaniach, jeśli nie chcesz, ponieważ nie zmieni to w żaden sposób ryzyka osiadania i złych nawyków żywieniowych, na które narażone są nasze populacje. Pacjent może w każdej chwili zrezygnować z badania, nie tracąc przy tym swoich praw i nawet jeśli nie wpłynie to na jego wyniki ani nie zmieni ich.

Przydatne kontakty

Ten program badawczy został przedłożony i zatwierdzony przez Ministerstwo Zdrowia Publicznego naszego kraju za pośrednictwem Krajowej Komisji Etyki. Komitet ten zapewnia ochronę praw wszystkich uczestników. W razie jakichkolwiek pytań, teraz lub później, można skontaktować się z przełożonym (677 811 129), prowadzącym dochodzenie (699 679 812), Departamentem Biochemii Uniwersytetu Dschang (699 679 135) oraz Krajową Komisją Etyki (222 211 284). Z tego powodu prosimy o wyrażenie zgody na realizację projektu poprzez złożenie podpisu poprzedzonego słowami "przeczytane i zatwierdzone".

- Zgodziłem się na swobodne i dobrowolne uczestnictwo w tym programie badawczym,
- Potwierdzam, że zostałem poinformowany o celu i interesie tych badań,
- Przyjmuję bez żadnego wynagrodzenia udział w tych badaniach naukowych,
- Upoważniam do korzystania z próbek krwi pobranych w tym badaniu,
- Akceptuję fakt, że każda nowa metoda, którą można opracować i która może poprawić wyniki tego badania, może być wykonana na moich próbkach krwi,
- Zgadzam się na dochodzenie: ◯Tak Nie◯

"Przeczytać i zatwierdzić"

Kod identyfikacyjny: ... .../... ... **Data i podpisanie** _ _ _ _ _ _ _ _ _ _ _ _ _ _ _ _ _

Pr ZAMBOU N. François Asystent profesora Uniwersytet w Dschang	**DANDJI SAAH Marc (mgr inż.)** Student studiów doktoranckich Uniwersytet Dschang	**Pr MBIAPO T. Félicité** Emerytowany profesor Uniwersytet w Dschang

ZAŁĄCZNIK 5: ARKUSZ WYNIKÓW

LABPMAN

KAMPANIA BADAŃ PRZESIEWOWYCH W KIERUNKU CHOROBY KARDIOMETABOLICZNEJ ARKUSZ RESTYTUCYJNY WYNIKI BADANIA SEROLOGICZNEGO. OBSZAR ZDROWOTNY SITEU

KOD IDENTYFIKACYJNY	AST (U/L)	ALT (U/L)	TC (mg/dl)	TG (mg/dl)	HDL-c (mg/dl)	LDL-c (mg/dl)	AI
	< 38	< 41	200 - 239	150 - 200	35 - 55	< 160	<5
UIA001	8.26	9.70	127.15	297.01	15.28	70.98	3.68
UIA002	6.19	9.70	211.48	132.84	27.85	151.98	2.14
UIA003	7.64	15.89	238.41	116.42	16.64	187.95	3.03
UIA004	9.70	8.26	304.19	635.82	12.23	199.19	8.59
UIA005	20.02	11.76	166.00	162.69	15.28	119.38	3.05
UIA006	14.45	11.76	240.18	156.72	15.28	186.73	3.50
UIB001	8.26	15.07	192.94	246.27	25.70	125.89	2.61
UIB002	17.13	12.38	173.07	42.54	12.34	140.40	2.65
UIB003	12.38	4.13	138.19	640.30	19.25	43.02	4.95
UIC001	10.32	3.51	102.87	118.66	15.40	66.86	2.34
UIC002	14.45	10.32	280.79	207.46	21.62	212.51	3.16
UIC003	14.45	6.81	272.85	371.64	16.53	193.52	4.80
UIC004	67.49	23.32	298.45	31.34	6.45	259.67	6.01
UIC005	25.39	24.15	218.54	205.22	15.62	162.11	3.61
UIC006	17.96	8.88	351.43	511.94	16.19	250.53	6.23
UIC007	24.77	2.06	187.20	441.04	15.40	110.52	4.98
UIC008	17.13	8.26	294.04	71.64	18.91	240.46	2.83
UIC009	24.15	18.58	122.74	88.81	17.66	85.69	2.10
UIC010	13.83	7.64	264.46	135.82	14.15	211.70	3.73
UIC011	13.00	6.81	151.43	201.49	6.57	110.23	6.28
UIC012	15.89	24.77	147.02	896.27	15.96	28.32	7.44
UIC013	15.89	6.81	218.54	570.90	21.06	120.65	4.65
UIC014	16.51	13.83	312.14	41.04	20.26	258.58	2.64

Kochani, szczerze oddaję wyniki waszych badań serologicznych, które pozwoliliście mi wykonać. Zachęcam jednak, aby nie ufać tym wynikom bezwzględnie, ponieważ błędy w manipulacji, obliczeniach, a nawet niedoskonałości mogły wpłynąć na wiarygodność wyników, jeśli dane nie mieszczą się w normie, zapraszam na badanie kontrolne w bardziej wiarygodnym szpitalu przed wyciągnięciem jakichkolwiek wniosków. Dziękuję bardzo za zrozumienie i udział.

ZAŁĄCZNIK 6: KARTA MEDYCZNA BADANIA

KAMPANIA NA RZECZ BEZPŁATNYCH BADAŃ PRZESIEWOWYCH W ZAKRESIE CHORÓB UKŁADU KRĄŻENIA I METABOLIZMU

... OTYŁOŚĆ * CUKRZYCA * NADCIŚNIENIE TĘTNICZE * UDA R MÓZGU ...

Karta badań lekarskich uczestnika - praca doktorska (doktorat) z biochemii

Kod: .... Data: .... Wiek: .... Waga (kg) ....Wielkość (cm) ....

Glukoza we krwi na czczo (mg/ml) ... (Normal - PossibleDiabetes- Diabetes) WC (cm) ......(Otyłość : ♂> 94 cm et ♀> 80 cm)

BP (1) ../......... ... BP (2) ..../......... . (Normal - PossibleHBP - HBP)

Wielkość (cm)	Uwaga: Zakreślona liczba to Twój wskaźnik masy ciała (BMI).									
190	11	14	17	19	22	25	28	30	33	36
180	12	15	19	22	25	28	31	34	37	40
170	14	17	21	24	28	31	35	38	42	45
160	16	20	23	27	31	35	39	43	47	51
150	18	22	27	31	36	40	44	49	53	58
140	20	26	31	36	41	46	51	56	61	66
	40	50	60	70	80	90	100	110	120	130	Waga (kg)

Normalna waga	**Nadwaga**	**Otyłość**	**Masywna otyłość**

W przypadku jakiegokolwiek problemu radzimy skontaktować się z lekarzem w celu kontynuowania leczenia czynników ryzyka kardiometabolicznego, jak również odpowiedniego leczenia.

ZAŁĄCZNIK 7: KWESTIONARIUSZ BADANIA

Wpływ diety i aktywności fizycznej na ryzyko wystąpienia chorób kardiometabolicznych u Kameruńczyków (30-60 lat) w Dschang Health District

LABPMAN

ANKIETA

(Wypełnić/ zaznaczyć pole lub odpowiedni numer, obywatel Kamerunu mieszkający w regionie od co najmniej 6 miesięcy)

CECHY DEMOGRAFICZNE		
K od PYTANIA: .... **Czas trwania w danym obszarze** Mie......siąc	**ODPOWIEDZIALNOŚĆ**	**CODE**
Blok 1: Identyfikacja i parametry kliniczne. Obszar zdrowia: .... R ou U		**C1**
Wiek (w roku) : ☐ **[30 - 40]** ☐ **[41 - 50]** ☐ **[51 - 60]**		**C2**
BMI (pomiar wagi....... Kg i wielkość ....cm)	**......... Kg/m2**	**C3**
Ciśnienie krwi (skurczowe / rozkurczowe): 1) **... .../.... ... mm/Hg** 2) **.... .../......... mm/Hg**		**C4/C5**
Rozmiar talii	**......... Cm**	**C6**
Blok 2: Demografia.		
Poziom nauki: Nieszkolna ☐ **Szkoła** ☐ **Podstawowa** ☐ **Uniwersytet** **Średniowieczny**		**C7**
Stan cywilny: ☐ **Ż** ☐ **Żonaty/zamężna** ☐ **Rozwiedziony/rozwiedziona** ☐ **Wdowiec/wdowa**		**C8**
Zawód: **Biurokratyczna działalność** ☐ **produkcyjna** ☐ **Siła wytwórcza**		**C9**
Czy kiedykolwiek byłeś/aś ofiarą lub doświadczyłeś/aś ataku serca, udaru lub nagłej śmierci w swoim najbliższym otoczeniu?	**Tak** ☐ **Nie** ☐	**C10**

PROFIL DZIAŁALNOŚCI FIZYCZNEJ (GPAQ, 2003 et IPAQ, 2007)		
PYTANIE	**ODPOWIEDZIALNOŚĆ**	**CODE**
Blok 1: Intensywna aktywność fizyczna w ciągu ostatnich 7 dni. Intensywna aktywność fizyczna odnosi się do czynności, które wymagają znacznego wysiłku fizycznego przez co najmniej 10 minut po kolei i utrudniają oddychanie znacznie bardziej niż normalnie.		
Czy Twoja codzienna rutyna wymaga intensywnej aktywności fizycznej prowadzącej do zwiększenia tętna przez co najmniej 10 minut z rzędu?	**Tak** ☐ **Nie** ☐	**P1**
Ile dni w ciągu ostatnich siedmiu dni prowadziłeś intensywną aktywność fizyczną przez co najmniej 10 minut z rzędu?	01 2 3 4 5 6 7 Jeśli 0 dzień, przejdź do bloku 2	**P2**
Ile godzin spędziłeś/aś na intensywnej aktywności fizycznej w ciągu ostatnich siedmiu dni?	Więcej niż 10 godzin ☐ Mniej niż 10 godzin ☐	**P3**
Blok 2: Umiarkowana aktywność fizyczna z ostatnich 7 dni. Umiarkowana aktywność fizyczna odnosi się do czynności, które wymagają umiarkowanego wysiłku fizycznego przez co najmniej 10 minut po kolei i sprawiają, że oddychanie jest nieco trudniejsze niż normalnie.		
Czy Twoja codzienna rutyna wymaga umiarkowanej aktywności fizycznej prowadzącej do niewielkiego wzrostu tętna o co najmniej 10 minut z rzędu?	**Tak** ☐ **Nie** ☐	**P4**
Ile dni w ciągu ostatnich siedmiu dni miałeś/aś umiarkowaną aktywność fizyczną wynoszącą co najmniej 10 minut?	0 1 2 3 4 5 6 7 Jeśli 0 dzień przejdzie do bloku 3	**P5**
Ile w sumie godzin spędziłeś/aś na umiarkowanej aktywności fizycznej w ciągu ostatnich siedmiu dni?	Więcej niż 10 godzin ☐ Mniej niż 10 godzin ☐	**P6**
Blok 3: Spacer z ostatnich 7 dni. Obejmuje to chodzenie do pracy, do domu, na piechotę, aby dostać się z jednego miejsca do drugiego, a także każdy inny rodzaj spaceru, który można było zrobić w wolnym czasie dla relaksu, sportu lub rekreacji.		
Czy Twoja codzienna rutyna (praca, wypoczynek...) wymaga spaceru przez co najmniej 10 minut z rzędu?	**Tak** ☐ **Nie** ☐	**P7**
Ile dni w ciągu ostatnich siedmiu dni chodziłeś po sobie przez co najmniej 10 minut?	0 1 2 3 4 5 6 7 Jeśli 0 dzień przejdzie do bloku 4	**P8**
Ile godzin spędził pan na spacerze w ciągu ostatnich siedmiu dni?	Więcej niż 10 godzin ☐ Mniej niż 10 godzin ☐	**P9**

Blok 4: Czas spędzony na siedzeniu w ciągu ostatnich 7 dni. Obejmuje to czas spędzony na siedzeniu w samochodzie, w pracy, w domu, u przyjaciół, na czytaniu, oglądaniu, a nawet leżeniu przed ekranem.		
W ciągu ostatnich 7 dni, przeciętnie ile godzin siedziałeś lub leżałeś bez snu?	Więcej niż 10 g☐zin Mniej niż 10☐dzin	**P10**

PROFIL ALCOHOLIZMU (Moskalewicz i Sierosławski, 2010)		
PYTANIE	**ODPOWIEDZIALNOŚĆ**	**CODE**
Pole 1: Status w odniesieniu do alkoholizmu i jego monitorowania. Chodzi o to, czy jesteś alkoholikiem, jaki rodzaj alkoholu spożywasz, jak długo i jak często to robisz.		
Jaki jest twój status w odniesieniu do alkoholizmu? (Jeśli nie przestanie pić) **Nie pijak O☐zjonalny pijak Były pijak☐ijak** ☐		**A1** ☐
Jaki rodzaj alkoholu spożywasz? **Piwo☐ Czerwo☐wino ☐Whiskey Palma ☐ wino** **rafia Wszystkie**		☐**A2**
Jak często piłeś alkohol? **Codzi☐nie 5-6 dni/tydzie☐-4 dni/tydzień 1-2 ☐i/tydzień** ☐ **Okazjonalnie**		**A3** ☐
Ile alkoholu pijesz średnio dziennie? **Mniej niż 1 szkl☐ka 1 do 2☐zklanek 1☐o 2 butelek** **3 butelki i więcej**		**A4**☐
Blok 2: Środowisko i kontekst konsumpcji alkoholu. To są ludzie, którzy są blisko ciebie, tacy jak członkowie rodziny, przyjaciele... którzy spożywają alkohol.		
Gdzie zwykle pijesz alkohol? **Dom W pra☐ W mie☐ach publicznych** (bar, przekąska, pogrzeb, spotkanie)		☐ **A5**
O której godzinie tygodnia konsumuje pan głównie alkohol? **Od poniedziałku do pi☐ku W week☐ly Codziennie** ☐ **nie wiem** ☐		**A6**☐
O której porze roku wasze spożycie alkoholu jest bardziej wyraźne? **maj - październik listopad - k☐ecień nie w☐m**		**A7**
Blok 3: Ryzyko związane ze spożyciem alkoholu.		
Spożycie alkoholu wpływa na: **Twoje z☐owie Twoje fina☐e Twoja rentowność w pracy** **Nic W☐ystko** ☐		☐ **A8**
Czy miałeś wyrzuty sumienia, nie zrobiłeś tego, czego oczekiwałeś od alkoholu i nie pamiętasz już rano, co mogłeś powiedzie☐lub zrobić☐o wypiciu? **Tak** **Nie**		**A9**

PROFIL WYROBÓW TYTONIOWYCH (TŁUSZCZE, 2011)		
PYTANIE	**ODPOWIEDZIALNO ŚĆ**	**COD E**
Blok 1: Stan dotyczący palenia i jego monitorowania. Chodzi o to, czy jesteś palaczem, jaki tytoń spożywasz, a zwłaszcza jak długo i jak często to robisz.		
Jaki jest twój status tytoniowy? **Niepalą☐ Palacz Fomer Pa☐cz** ☐		**T1**

Jeśli nie, przejdź do bloku 3	
Od kiedy konsumujesz tytoń? **Mniej niż 5 lat** ☐ **5 do 10 lat** ☐ **Ponad 10 lat**	T2 ☐
Gdzie często palisz najwięcej? **W rodzinie** ☐ **W pr☐y W miejscach publicznych**	☐ T3
Pole 2: Szacunkowa ilość tytoniu spożytego w ciągu ostatnich 7 dni. Obejmuje to każde spożycie tytoniu wędzonego lub tabaki	
Ile dni w ciągu ostatnich siedmiu dni używałeś tytoniu? ≤ 1 raz ☐ 2-4 razy ☐ 5-7 razy	☐ T4
Ilość tygodniowo spożywanych wyrobów tytoniowych? **Mni☐niż jedno opakowanie 1 do 2 opakowań Więcej niż 2 opakowania** ☐	☐ T5
Blok 3: Narażenie na dym tytoniowy w ciągu ostatnich 7 dni. Obejmuje to czas spędzony w pobliżu osób spożywających palony tytoń.	
Ile razy średnio dziennie jesteś narażony na działanie dymu tytoniowego? **0 raz** ☐ **raz 2 d☐ razy Wi☐ej niż 3 razy S☐radycznie**	☐ T6
Jakie jest najczęstsze miejsce narażenia na dym tytoniowy w twoim sąsiedztwie? **W rodzinie** ☐**W pracy W**☐**iejscach publicznych** ☐	T7

PROFIL DIETA (Larsson *i in.*, 2008 ; Hu *i in.*, 2008 ; Dehghan *i in.*, 2005)		
PYTANIE	**ODPOWIEDZIALNOŚĆ**	**CODE**
Blok 1: Higiena żywności		
Liczba posiłków na dzień: **1 ra**☐ **2 razy** ☐ **3 razy** ☐ **Więcej niż 3 razy**		N1 ☐
Jesz o zwykłych godzinach? **Tak za**☐**e Czasami** ☐ **. Nigdy.** ☐		N2
Ile dni w tygodniu jesz w domu?	≤ 1 raz ☐ 2 - 4 ra☐y 5 - 7 razy	☐ N3
Ile dni w tygodniu jesz poza domem?	≤ 1 raz 2 - 4 ra☐y 5 - 7 razy	☐ N4
Twoje spożycie soli i aromatu (jak smakują Ci posiłki?) **Nisko sło**☐**słony** ☐**Bardzo słony** ☐		N5
Blok 2 : Regularnie spożywana żywność		
Ostatnie siedem dni	Liczba dni	
Woda	≤ 1 raz ☐ 2 - 4 raz☐ 5 - 7 razy	☐ N6
Zboża (ryż, kukurydza, makaron, chleb, pszenica ...)	≤ 1 raz ☐ 2 - 4 raz☐ 5 - 7 razy	☐ N7
Rośliny strączkowe (soja, fasola, ogórek)	≤ 1 raz ☐ 2 - 4 raz☐ 5 - 7 razy	☐ N8
Bulwy (ziemniaki, makabo, ignamy...)	≤ 1 raz ☐ 2 - 4 raz☐ 5 - 7 razy	☐ N9
Warzywa i owoce (papaja, arbuz, pomarańcza, banan ...)	≤ 1 raz ☐ 2 - 4 raz☐ 5 - 7 razy	☐ N10

Mleko i produkty mleczne (jogurt, ser ...)	≤ 1 raz ☐ 2 - 4 raz ☐ 5 - 7 razy ☐	**N11**
Gotowane lub grillowane mięso wołowe	≤ 1 raz ☐ 2 - 4 raz ☐ 5 - 7 razy ☐	**N12**
Gotowane lub grillowane mięso wieprzowe	≤ 1 raz ☐ 2 - 4 raz ☐ 5 - 7 razy ☐	**N13**
Kurczak, jaja, kaczka, królik, ryby i inne gotowane lub pieczone	≤ 1 raz ☐ 2 - 4 raz ☐ 5 - 7 razy ☐	**N14**
Tłuszcz (masło, awokado, oleje...)	≤ 1 raz ☐ 2 - 4 raz ☐ 5 - 7 razy ☐	**N15**
Koki, Condrès, Pilé, Eru, Taro (na bazie czerwonego oleju palmowego)	≤ 1 raz ☐ 2 - 4 raz ☐ 5 - 7 razy ☐	**N16**
Cukry i produkty słodkie (miód, czekolada, napój bezalkoholowy, ciasto, ciastko, dżem...)	≤ 1 raz ☐ 2 - 4 raz ☐ 5 - 7 razy ☐	**N17**
OCENA PARAMETRÓW KARDIOMETABOLICZNYCH		
PARAMETRY	**WYNIKI**	**CODE**
Blok 1: Ocena poziomu glukozy we krwi.		
Poziom twojego cukru we krwi	**……… . g/l**	**B1**
Blok 2: Ocena funkcji układu sercowo-naczyniowego.		
Całkowity poziom cholesterolu	**……… . mg/dl**	**B2**
Poziom cholesterolu HDL	**……… . mg/dl**	**B3**
Stężenie cholesterolu LDL	**……… . mg/dl**	**B4**
Stężenie triglicerydów (Triglycéride)	**……… . mg/dl**	**B5**
Twój indeks miażdżycowy	**………**	**B6**
Blok 3: Ocena funkcji wątroby.		
Twoja stawka ALT	**……… . U/L**	**B7**
Twoja stawka AST	**……… . U/L**	**B8**
Blok 4: Ocena funkcji nerek.		
Twój poziom kwasu moczowego	**……… . mg/dl**	**B9**
Twój poziom kreatyniny	**……… . mg/dl**	**B10**

Dziękujemy ci za twój cenny wkład.

Pr ZAMBOU N. François
Profesor nadzwyczajny
Uniwersytet w Dschang

DANDJI SAAH Marc
(mgr inż.)
Student studiów
doktoranckich na
Uniwersytecie Dschang

Pr TCHOUANGUEP M.
Félicité
Emerytowany profesor
Uniwersytet w Dschang

DODATEK 8: PROGRAM I TREŚĆ SEMINARU SZKOLENIOWEGO

(Zrozumienie i harmonizacja badania)

PROGRAM

Dzień 1: Od 8 rano w sali PDC
8 rano: Powitanie i prezentacja uczestników
Otwarcie seminarium przez promotora pracy dyplomowej: **Pr Zambou**
Przerwa: Zdjęcie rodzinne
8:30 rano: Rozpoczęcie pracy z interwencją **dr Bilima** (lekarza)
Temat 1: Cele badania; **Dandji**
Temat 2: Profil populacji docelowej (pobieranie próbek) **Dandji**
Temat 3: Definicje terminów technicznych (**Dandji**)
11 rano: Przerwa na kawę
Temat 4: Metoda podejścia i etyka **Pr Zambou/Dr Bilim**
Temat 5: Organizacja badania: skład zespołu, sprzęt, logistyka; **dr Bilim**
14h: Koniec prac

Dzień 2: Od 8 rano w sali PDC
Temat 6: Zastosowanie kwestionariusza: wywiad, wypełnianie i odbiór (faza teoretyczna i praktyczna) **Uczestnicy Tous les;**
Temat 7: Standaryzacja gromadzenia danych biomedycznych **Pr Zambou;**
Temat 8: Realizacja mapy drogowej; **Dandji**
Temat 9: Ustawianie i manipulowanie urządzeniami; **Dr Bilim/Dandji**
11h: Przerwa na kawę
Temat 10: **Badanie wstępne**
Temat 11: **Schodzenie w dół na pole**
14h: ZAKOŃCZENIE PRACY SZKOLENIOWEJ

TREŚCI SZKOLENIOWE

I- Cele badania

Jest to praca doktorska, której celem jest zebranie informacji z kwestionariusza ankiety dotyczącej jakości życia i stanu zdrowia populacji docelowej, aby wydobyć profile diety i aktywności fizycznej ściśle związane z profilem kardiometabolicznym.

II- Profil populacji docelowej

Tylko mężczyźni są wolontariuszami, kobiety będą studiować później. Muszą mieć od 30 do 60 lat, być Kameruńczykami w dobrym zdrowiu i mieszkać na terenie badań.

III- Definicja terminów technicznych

CVD, CMD, udar mózgu, nadciśnienie tętnicze, BP, WC, BMI, dieta, odżywianie, palenie tytoniu, alkoholizm, higiena żywności, aktywność fizyczna (intensywna, umiarkowana i słaba).
Odżywianie jest nauką, która bada związki między dietą a zdrowiem. W środowisku medycznym, odżywianie jest procesem przekształcania żywności w składniki odżywcze. To one pozwalają na normalne funkcjonowanie żywego organizmu.
Dieta jest domeną wszystkiego, co odnosi się do żywności, która pozwala żywemu organizmowi funkcjonować, przetrwać. Higiena żywności obejmuje wiele rutynowych czynności, których należy przestrzegać przy obchodzeniu się z żywnością, aby zapobiec potencjalnym szkodom dla zdrowia. ...
Alkoholik cierpi z powodu uzależnienia od alkoholu. Zależność od tej substancji prowadzi zatem do niebezpiecznej utraty kontroli. Zależność od alkoholu definiuje "każde zachowanie alkoholowe charakteryzujące się utratą kontroli nad konsumpcją".
Palenie: Palenie jest zdefiniowane jako konsumpcja tytoniu; termin "palenie" jest również używany do opisania zachowań osób, które są uzależnione od tytoniu. Palenie aktywne (osoba paląca) odróżnia się od palenia biernego (wdychanie dymu spowodowanego przez innych palaczy).

Aktywność fizyczna różni się od sportu, więc każdy z nas może wnieść ją do swojego codziennego życia. To jest imperatyw zdrowotny... Aktywność fizyczna to każdy ruch wytwarzany przez mięśnie szkieletowe, odpowiedzialny za znaczny wzrost wydatków na energię. Definicja - Epidemiologia. Według WHO, udar mózgu to "szybki rozwój zlokalizowanych lub globalnych objawów klinicznych dysfunkcji mózgu z objawami trwającymi dłużej niż 24 godziny, które mogą prowadzić do śmierci, bez widocznej przyczyny innej niż naczyniowe pochodzenie". To może być niedokrwienne lub krwotoczne.

WC: Ryzyko sercowo-naczyniowe związane z otyłością lub nadwagą "brzuszną". Otyłość brzuszną mierzy się mierząc obwód talii za pomocą taśmy krawieckiej. Pomiar ten powinien być wykonany na brzuchu, pomiędzy ostatnim wymiarem a górną częścią grzebienia biodrowego (kości miednicy). Otyłość brzuszną definiuje się poprzez obwód w talii większy niż 88 cm u kobiet i 102 cm u mężczyzn w populacji ogólnej świata.

Okręg zdrowia: wydział Ministerstwa Zdrowia Publicznego, który nie bierze pod uwagę wydziału administracyjnego i na jego czele stoi lekarz. Dystrykt zdrowotny w Dschang posiada 22 obszary zdrowotne. Każdy obszar zdrowotny to grupa wiosek lub dzielnic charakteryzujących się istnieniem jednego lub więcej publicznych, prywatnych obiektów zdrowotnych.

IV- Metody podejścia

Dom - grzeczność - nowiny - pewność - dostarczanie wyników klinicznych - porady żywieniowe i styl życia ...

V- Organizacja badania

Skład zespołu: 01 pielęgniarka, 03 śledczy i główny badacz
Ścieżka prowadząca respondenta jest wstępnie zdefiniowana od wejścia do wyjścia

Logistyka: koszty transportu dla członków zespołu: Kierownik ośrodka zdrowia (pakiet), pielęgniarka, badacz (wyniki bezpłatne).

VI- Korzystanie z kwestionariusza

- Wywiad: uprzejmość, wyjaśnij czasem nawet w języku ojczystym
- Wypełnianie: wyłącznie przez badacza
- Pickup : natychmiast

VII- Standaryzacja gromadzenia danych biomedycznych

- Używanie tego samego urządzenia w tych samych warunkach do pobierania parametrów
- Pozwólcie na 5 do 10 minut odpoczynku na osobę przed wykonaniem BP
- Wszystkie pomiary muszą być wykonane w tej samej kolejności dla każdego respondenta

- Wczesna dezynfekcja rąk, a czasami podczas zbierania danych
- Każdy musi nosić biały płaszcz i gangi

VIII- Utrzymanie mapy drogowej

- Odjazd będzie wcześniejszy w zależności od odległości podróży
- Start jest ustawiony na 7:30 w każdym obszarze zdrowia
- Musimy być z powrotem około 14:00.
- Zbadać od 30 do 40 osób na obszar zdrowotny, tj. 10 do 15 na grupę wiekową

IX- Pobieranie ustawień i obsługa urządzeń

- Wszystkie parametry są znane i zostaną pobrane pocztą w zależności od ścieżki, jaką przebywa respondent od wejścia do wyjścia.
- Aby nauczyć się i obsługiwać dostępne urządzenia i instrumenty: Glukometr z lancetami i paskami - Ciśnieniomierz - Waga - Toise - gang - uchwyt na igły - opaska uciskowa - stojaki - bawełna - krawiec - alkohol - rurki do wenezueli - igły - chłodnica - streamery - rurki do hemolizy
- **X- Badanie wstępne**
- Kampus uniwersytecki i centrum Dschang
- Tylko kwestionariusz do jego walidacji

XI- Schodząc w dół na pole

- Daty zostaną wybrane i podane z tygodniowym wyprzedzeniem.

ZAŁĄCZNIK 9: BANDEROLE ŚWIADOMOŚCI

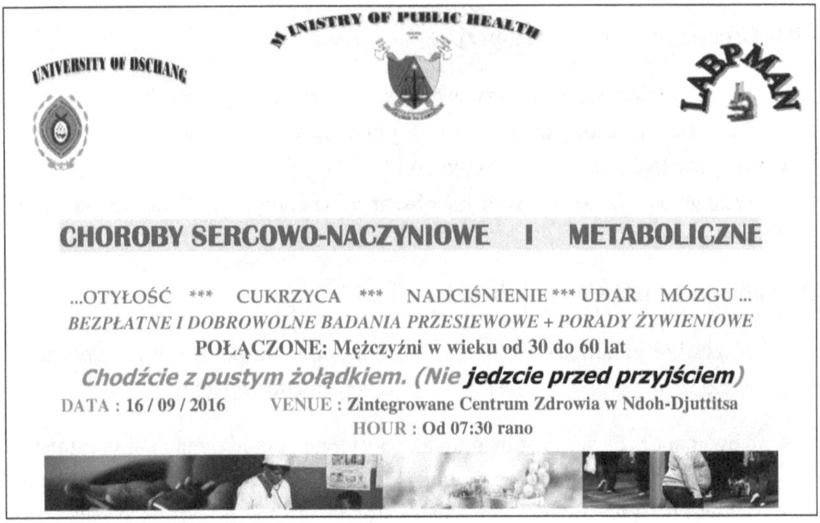

ZAŁĄCZNIK 10: PROWADZENIE KWESTIONARIUSZA W TERENIE

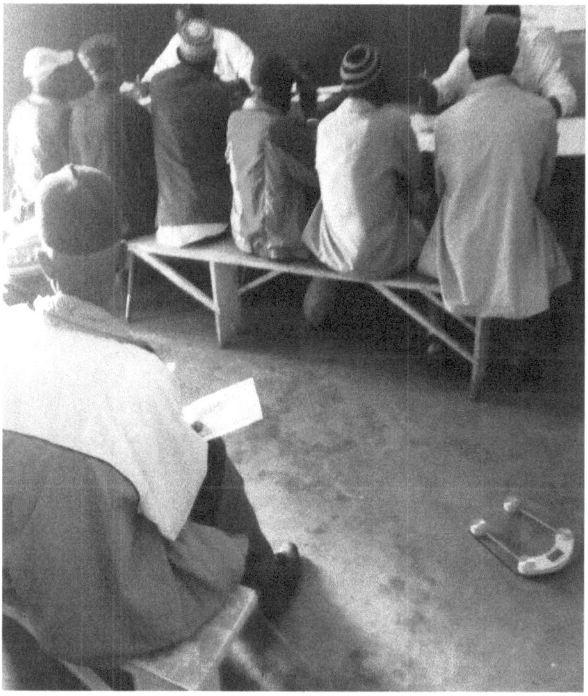

DODATEK 11: POBIERANIE PRÓBEK KRWI

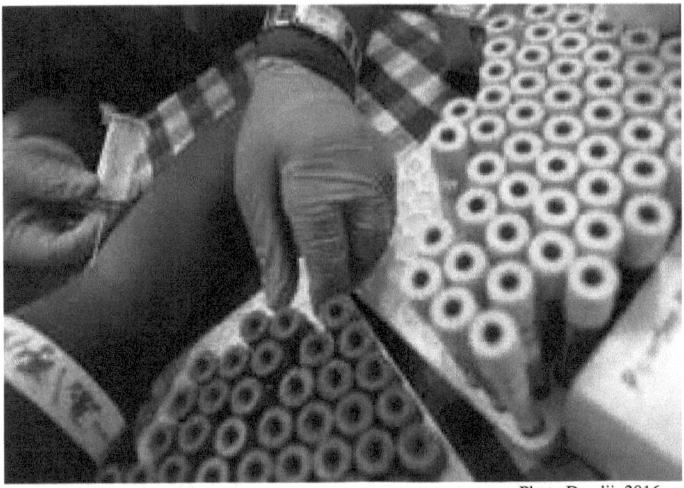

Photo Dandji, 2016

ZAŁĄCZNIK 12: POMIAR CIŚNIENIA TĘTNICZEGO

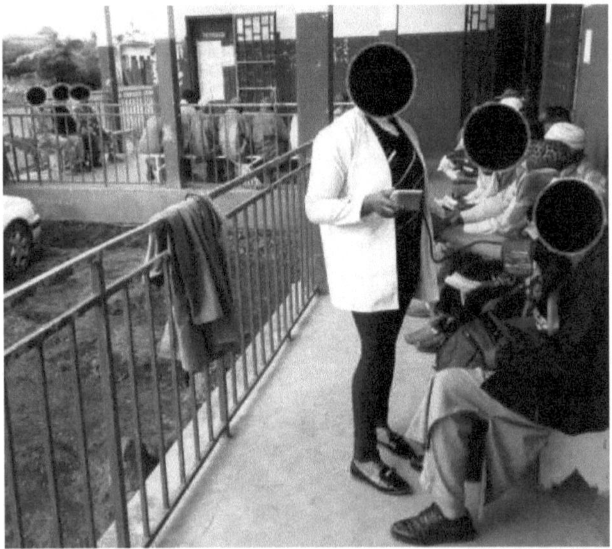

Photo Dandji, 2016

ZAŁĄCZNIK 13: OCENA OTYŁOŚCI OGÓLNEJ

(Rozmiar po lewej stronie i waga po prawej)

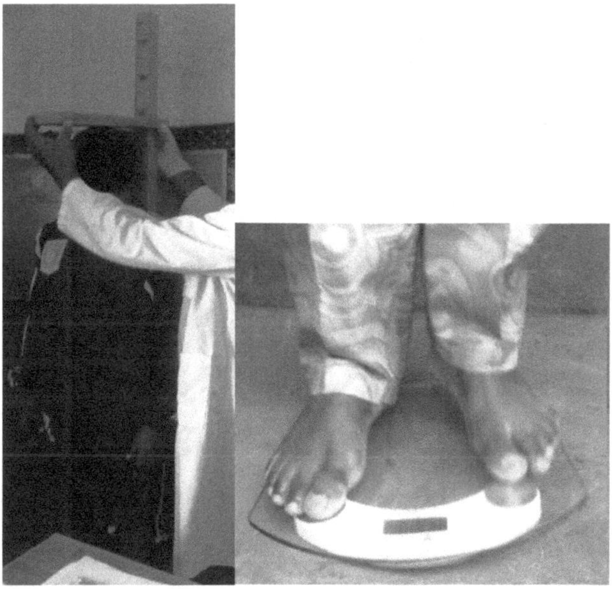

Photo Dandji, 2016

ZAŁĄCZNIK 14: OCENA OTYŁOŚCI BRZUSZNEJ

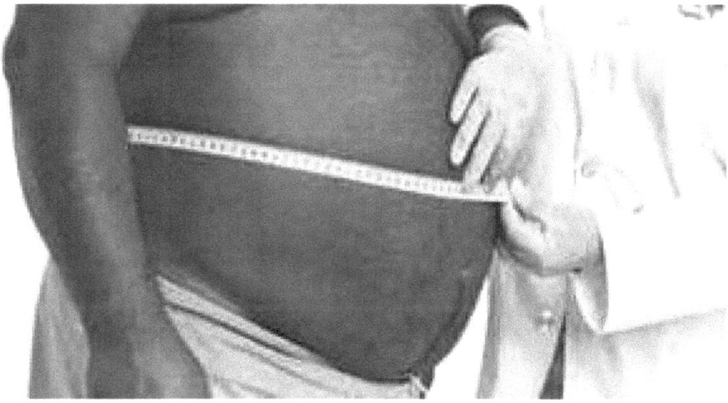

Photo Dandji, 2016

ZAŁĄCZNIK 15: POMIAR GLIKEMII

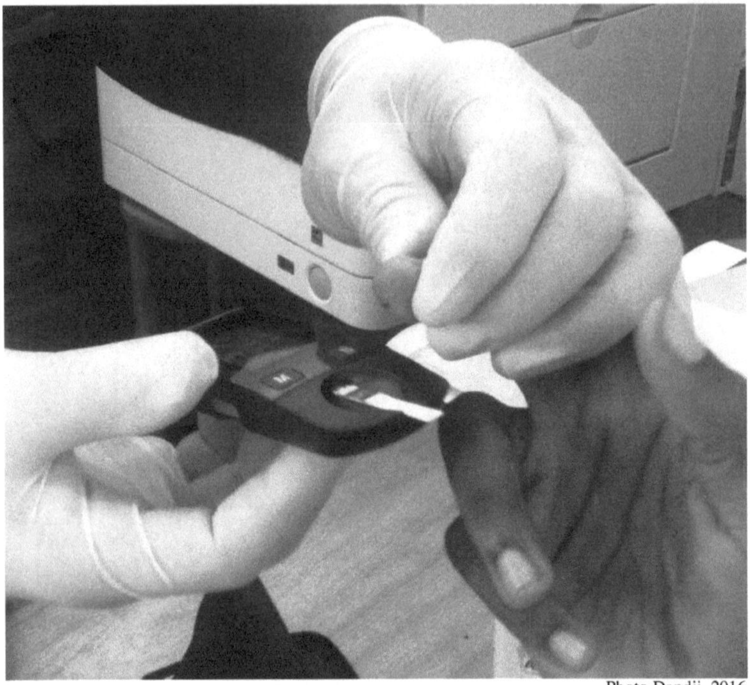

Photo Dandji, 2016

ZAŁĄCZNIK 16: KONFERENCJE NAUKOWE

Pierwsza **konferencja:** TOWARZYSTWO NAUK O ŻYWIENIU KAMERUNÓW (CNSS)

Temat: *Odżywianie dla długowieczności i zrównoważonego rozwoju*

Data i miejsce: 10-12 Octobre 2017, Uniwersytet Yaounde 1, Kamerun

Rodzaj prezentacji: Oral

Tytuł: Częstość występowania zespołu metabolicznego, wynikająca z profilu diety i stylu życia u dorosłych mężczyzn w Kamerunie.

Autorzy: **Dandji S.M.**[B1*], Zambou N.F. [1], Nana NFC. [2], Dangang BDS. [1], Lemogoum D. [3], Tchouanguep M.F1.

ABSTRACT

a) Wprowadzenie

Choroby kardiometaboliczne są główną przyczyną zgonów na całym świecie. Jego rozpowszechnienie wzrasta w krajach rozwijających się z powodu wzrostu czynników ryzyka, które są konstelacją zaburzeń metabolicznych (otyłość, nadciśnienie, hiperglikemia, dyslipidemie...). Zgrupowanie u jednego osobnika kilku z tych nieprawidłowości dało początek zespołowi metabolicznemu (MetS). Badanie to miało na celu określenie i porównanie częstości występowania MetS u mężczyzn w dwóch różnych środowiskach.

b) Metodologia

Po uzyskaniu atestu etycznego, 254 mężczyzn w wieku od 30 do 60 lat zostało zatrudnionych po uzyskaniu świadomej zgody w dziesięciu wiejskich i miejskich obszarach zdrowotnych Dschang Health District (DHD). MetS potwierdzono u osób z co najmniej trzema z pięciu czynników określonych przez Międzynarodową Federację Diabetologiczną (otyłość, nadciśnienie tętnicze, hipertrójglicerydemia, niska HDL-c i hiperglikemia). Informacje na temat stylu życia, diety, aktywności fizycznej i krwi pobieranej do niektórych analiz biomarkerów były skorelowane w celu określenia MetS.

c) Wyniki i dyskusja

Badanie to wykazało, że 71,53% osób pijących, 41,6% palących, 42,67% nie uczęszczających do szkoły, 19,3% pracowników naukowych, 14,17% otyłych (BMI), 38,98% otyłych (WC), 17,72% cukrzyków, 28,74% nadciśnienia, 74,02% hipertrójglicerydemii i 84,65% niskiej HDL-c było dotkniętych przez MetS w DHD. Tak więc 51-60 lat było bardziej dotkniętych (48,6% na obszarach miejskich i 31,97% na obszarach wiejskich). Ogólna częstość występowania MetS w DHD wynosiła 38,98%. Ten wysoki wskaźnik naraża tę populację na choroby kardiometaboliczne.

d) Wniosek

Wzrost MetS jest silnym sygnałem w DHD, ponieważ ta pandemia trwa każdego dnia i uderza w naszych bliskich pod naszym bezradnym spojrzeniem. Należy unikać siedzącego trybu życia, niezdrowej diety, alkoholizmu i palenia.

CAFOBIOS
Cameroon Forum for Biological Sciences

Druga konferencja: JSV 2018: SZÓSTA KONFERENCJA NAUKOWA NA ŻYWO

(CAFOBIOS)

Temat: *Nauki przyrodnicze, nowe technologie i wielokulturowość (system żywnościowy)*

Data i miejsce: Sierpień 08 - 10, 2018, Uniwersytet w Dschang, Kamerun

Rodzaj prezentacji: Oral

Tytuł: Zespół metaboliczny u dorosłych mężczyzn z Dschang Health District w zachodnim Kamerunie.

Autorzy: **Dandji SMB.** [1*], Zambou NF. [1], Nana NFC. [2], Dangang BDS. [1], Lemogoum D. [3], Tchouanguep MF. [1]

ABSTRACT

a) Wprowadzenie i cel

W krajach rozwijających się coraz większa urbanizacja i zmiany stylu życia przyczyniają się do zwiększenia częstości występowania zespołu metabolicznego wśród ludności poprzez rozwój chorób kardiometabolicznych. Celem było określenie częstości występowania zespołu metabolicznego u mężczyzn w wieku od 30 do 60 lat.

b) Materiały i metody

Łącznie 254 mężczyzn, początkowo w pozornie dobrym stanie zdrowia, którzy wyrazili dobrowolną zgodę, podzielono na trzy grupy wiekowe: 30-40, 41-50 i 51-60 lat. Zostały one wybrane losowo w 10 obszarach miejskich i wiejskich. Po uzyskaniu atestu etycznego, wzorców żywieniowych i aktywności fizycznej, dane dotyczące warunków społeczno-demograficznych, alkoholizmu i palenia tytoniu zostały zidentyfikowane za pomocą kwestionariusza w ankiecie. Pielęgniarki mierzyły parametry antropometryczne, ciśnienie krwi i stężenie glukozy we krwi na czczo. Badano transaminazę, kwas moczowy, kreatyninę i lipidy. Zebrane dane zostały przekazane do oprogramowania EPI InfoTM w wersji 7.1.5.0.

c) Wyniki i dyskusja

Częstość występowania zespołu metabolicznego wynosiła 38,98% w Dschang Health District, a na obszarach wiejskich i miejskich odpowiednio 31,97% i 48,6%. Ta częstość występowania zespołu metabolicznego wśród uczestników tego badania wykazała ścisły związek ze stylem życia 38,24% osób z nadwagą i 14,7% pacjentów z otyłością. Grupa wiekowa 51-60 lat zużywa bardzo dużo soli - odpowiednio 63,64% i 50% osób na obszarach wiejskich i miejskich. Podobnie, zużywa on ponad 5 razy w tygodniu nierafinowany czerwony olej, przy czym na obszarach wiejskich i miejskich odpowiednio 64,86% i 66,67%. Stwierdziliśmy u osób pijących 71,53% i 41,67% wśród palaczy, podczas gdy tylko 19,3% osób z zespołem metabolicznym.

d) Wniosek

To badanie osób żyjących w dwóch różnych środowiskach wykazało, że poziom wykształcenia, zawód, a nawet stan cywilny wpływają na dietę, spożycie alkoholu, palenie tytoniu i aktywność fizyczną, przy stosunkowo dużej częstości występowania zespołu metabolicznego w konsekwencji w Dschang Health District.

ZAŁĄCZNIK 17: PUBLIKACJE Z PRACY DYPLOMOWEJ

1- **MBS Dandji**, FN Zambou, FCN Nana, EPS Fodja, D Lemogoum, DSB Dangang, FM Tchouanguep, Impact of Physical Activity Profile and Tobacco Consumption on Cardiometabolic Diseases of Cameroonians in Dschang Health District. Haya: *The Saudi Journal of Life Sciences,* 2018; 3(1):36-45. doi:10.21276/haya.2018.3.1.8.

2- **M.B.S. Dandji**, F.N. Zambou, F.C.N. Nana, D.S.B. Dangang D. Lemogoum i F.M. Tchouanguep, Impact of the Diet Profile and Alcohol Consumption on Cardiometabolic Risks in Dschang Health District-Cameroon. *AJMAH,* 10(3): 1-14, 2018; doi: 10.9734/AJMAH/2018/39781.

3- **MBS Dandji**, FN Zambou, DSB Dangangang, FCN Nana i FM Tchouanguep, Występowanie zespołu metabolicznego u dorosłych mężczyzn z Dschang Health District w zachodnim Kamerunie. *World Journal of Nutrition and Health.* 2018; 6(1):1-10. doi: 10.12691/jnh-6-1-1.

FSC
www.fsc.org
MIX
Papier | Fördert
gute Waldnutzung
FSC® C083411

Kolibri 360 GmbH
Ferdinand-Jühlke-Straße 7
99095 Erfurt, Deutschland
produktsicherheit@kolibri360.de

Druck:
CPI Druckdienstleistungen GmbH
im Auftrag der
Kolibri 360 GmbH
Ferdinand-Jühlke-Str. 7
99095 Erfurt